Petra Proßowsky

Yoga für Kindergruppen

Petra Proßowsky

Yoga
für Kindergruppen

Herder Freiburg · Basel · Wien

Gedruckt auf umweltfreundlichem,
chlorfrei gebleichtem Papier

Umschlaggestaltung: Dietmar Prill, Freiburg
Umschlagfotos: Hartmut W. Schmidt, Freiburg

Alle Rechte vorbehalten – Printed in Germany
© Verlag Herder Freiburg im Breisgau 2000
Satz: Barbara Herrmann, Freiburg
Druck und Bindung: Freiburger Graphische Betriebe 2000
ISBN 3-451-27315-2

Inhalt

Einleitung an Erzieher und Erzieherinnen 9

Liebe Kinder 12

Grundsätzliches zur Praxis 14

Yogaübungen 16

Materialien zur Unterstützung 18

1 Träumen und Spielen im Zauberwald – Traumreisen 19
   Die Traumwolke 20
   Zauberwesen 20
   Mein Lieblingstier im Zauberwald 21
   Töne im Zauberwald 22
   Verwandeln 22
   Kinder erzählen ihre Traumerlebnisse 23
   Mit der Traumwolke zum Zauberwald 25

2 Was mein Körper kann – Übungen zur Körpererfahrung . . 26
   Die Körperteile spielen zusammen 26
   Am Zaubersee der Frosch ist krank 27
   Ich bin klein 27
   Streichelnde Nachtgespenster 29
   Die hellen Sterne 29
   Zwerge und Riesen 30
   Riese und Zwerg 31

3 Entspannen auf der Zauberwiese – Übungen zum Abschalten, zur Beruhigung der Gedanken und Gefühle . . 32
Baum auf der Wiese 34
Der Bär im Zauberwald 35
Hasenfreundschaft 35
Sternenhimmel 36

4 Grundstellungen – asanas 37
Ich bin ein Baum 44
Beschreibung der asanas 45
– Vogel 45
– Adler 46
– Geier 47
– Stehender Adler 47
– Baum 48
– Spatz 49
– Löwe 51
– Der Tiger 52
– Bär 55
– Hahn 56
– Frosch 56
– Hase 58
– Biene 58
– Schmetterling 58
– Blume 59
– Kobra 61
– Storch 62
– Kamel 62
– Schildkröte 63
– Schnecke 63
– Hund 64
– Fisch 65
– Sonne 66
– Mond 66
– Stern 66
– Kerze 67

5 Übungen zu Yogastellungen 68

Heute wollen wir lustig sein 68

Der Bär ist krank 69

Ich bin ein kleiner Frosch 70

Lied vom Zauberwald 72

Tanz der Freunde 74

Froschsprung zum Mond 74

Laternenfest im Zauberwald 75

Clown im Zauberwald 76

trataka 77

trataka mit Lotosblume 77

Bewegungsspiel mit der Lotosblume 78

Stopp-Tanzspiel 79

Mond im Zauberwald 79

Der Tiger hat Geburtstag 82

Feuer im Zauberwald 84

Verlorene Träume 85

Der kleine Waschbär 86

Traumreise 88

Schmetterling 89

Zauberwaldmandala 89

Tanz um das Mandala 90

Spielvariation mit Sivas Tanzhaltungen 90

Zauberblume 91

Die Blumen und die Blumenfeen 93

Die Wiese im Zauberwald 94

Froschkonzert am Zaubersee 96

Der Storch 97

Der Storch geht herum 98

Abends am See 99

Zauberspiel 100

Zauberbäume 100

Tönende Zauberbäume 101

Hüpfemannn 101

Im Wald 103

Traumreigen 103

Spaziergang im Zauberwald 104
Auftanken mit Zauberkraft 105
Yoga-Memory 107
Auf der Wiese 108
Räuber im Wald 109
Karneval im Zauberwald 109
Spaziergang im Zauberwald 111
Tageszeiten im Zauberwald 113
 – Morgens 113
 – Mittags 117
 – Abends 119
Jahreszeiten im Zauberwald 121
 – Frühling 121
 – Frühlingswiese 123
 – Sommer 124
 – Regenbogentraum 127
 – Herbst 128
 – Begegnung mit der kleinen Maus 130
 – Winter 131
 – Wolkentraum im Schnee 133

6 Der Zauberwald – Vorbereitungen eines Theaterstücks . . . 134
Sprechvers mit Bewegungen 135
Im Zi – Za – Zauberwald 137
Der Zauberwald 141

Einleitung an Erzieher und Erzieherinnen

Dieses Buch richtet sich an Erzieherinnen und Erzieher, sowie Lehrkräfte der ersten Grundschulklassen, die wie ich der Meinung sind, dass entspannende Momente in der heutigen schnelllebigen, reizüberfluteten Zeit immer wichtiger werden und für eine gesunde Persönlichkeitsentwicklung der Kinder unerlässlich sind.

Das neue Jahrtausend stellt veränderte Anforderungen, eröffnet globale Erlebnisbereiche und Aufgabenfelder, weckt aber auch Ängste, Unsicherheiten und Zweifel.

Selbstbestimmung, Eigenaktivität und die Fähigkeit Angebote produktiv und kreativ zu nutzen, müssen in einer Zeit, die von laufenden Veränderungen geprägt ist, bei den Kindern gefördert werden.

Neue Kommunikationsmedien und Informationstechniken beherrschen auch schon die Welt der Kinder. Kinder lernen in der Regel schnell, doch wenn zu viele Reize verarbeitet werden müssen, die nötige Bewegung und auch die Ruhe fehlen, entsteht ein Ungleichgewicht, das eine gesunde Persönlichkeitsentwicklung beeinträchtigt.

Mit Yogaübungen können Kinder, Erzieherinnen und Lehrkräfte gemeinsam Momente der Stille erleben und der Hektik des Alltags etwas entgegen setzen.

In einer bewegten Zeit brauchen Kinder Möglichkeiten zum Abschalten und Entspannen, sowie Halt und Geborgenheit, um die Anforderungen zu bewältigen.

Pädagoginnen und Pädagogen, die mit Kindergruppen arbeiten, brauchen selbst eine stabile Persönlichkeit, um den Kindern Orientierung und Sicherheit vermitteln zu können.

Mit Yoga können sie sich auf körperlicher Ebene kräftigen und gleichzeitig auch innere Stabilität entwickeln.

Yoga ist ein Übungsweg aus Indien, der Körper, Geist und Seele gleichermaßen anspricht.

Die Techniken, die auf alten Erfahrungen und Weisheiten aufbauen und auf exaktem Wissen der Anatomie und Physiologie gründen, können im Alltag praktische Hilfen bieten.

Durch die gezielten Bewegungen wird der Körper gekräftigt. Den vielfältigen Fehlhaltungen durch Bewegungsmangel können Yogaübungen entgegenwirken.

Die Entspannungstechniken bieten hilfreiche Unterstützung, um in gestressten, spannungsgeladenen Situationen Ruhe und Gelassenheit aufkommen zu lassen. Sie können bei Problemlösungen, sowie zur Vertiefung des Unterrichtsstoffes eingesetzt werden.

Da Yogaübungen das Wechselspiel der im Körper wirkenden Kräfte harmonisierend beeinflussen und darauf ausgerichtet sind, die polaren Kräfte auszugleichen, unterstützen sie neben gesundheitlichen Aspekten auch ganzheitliches Lernen.

Die Körperseiten werden wechselseitig aktiviert, um dann der Gegenseite das abzugeben, was diese gerade braucht.

Ein Beispiel: Die Baumstellung *vrksasana* ist eine Standhaltung auf einem Bein. Verlagert sich das Gewicht des Körpers auf das rechte Bein, wird die rechte Körperseite stimuliert, der die Aktivität, das Agieren, die gebenden Aspekte zugeordnet sind. In der Entspannung, wenn beide Füße wieder am Boden stehen, gibt die rechte Körperseite etwas von ihrer Aktivität an die linke Körperseite ab.

Der linken Körperseite werden empfangende, intuitive, mehr passive Eigenschaften zugeschrieben. Um in der Passivität nicht zu ermüden, braucht sie auch Elemente aus der rechten Körperseite.

Wird die linke Seite in der Baumstellung aktiviert, gibt sie in der Entspannung etwas von ihren Eigenschaften an die rechte Körperseite ab, um diese vor Hyperaktivität und hektischen Reaktionen zu schützen.

So kann man sich vereinfacht die Wirkungen des Yoga auf das Gleichgewicht der im Körper wirkenden Kräfte vorstellen.

Befinden sich die Kräfte im Gleichgewicht, sind Körper, Geist und Seele gesund.

Ausführliche Informationen und Ausführungen sind in folgenden Büchern zu finden:

Berufsverband Deutscher Yogalehrer
Der Weg des Yoga
Handbuch für Übende und Lehrende
Via Nova, Petersberg 1991

Tatzky / Trökes / Pinter-Neiße,
Theorie und Praxis des Hatha-Yoga
Ein Leitfaden zur Erfahrung der Energie
Via Nova, Petersberg 1995.

Liebe Kinder

Wollt ihr Yoga üben, dann schaut euch die Bilder an und macht die Stellungen nach.

So könnt ihr euren Körper kräftigen und gesund erhalten.

Yogaübungen helfen euch auch Ruhe zu finden, wenn ihr nervös und hektisch seid, wenn ihr Aufgaben lösen wollt, aber keine guten Einfälle habt.

Ihr könnt aufmerksamer und konzentrierter arbeiten, wenn ihr Gleichgewichtshaltungen oder kleine Bewegungsabläufe übt.

Fangt einfach an und fragt Erwachsene, wenn ihr nicht genau wisst wie es geht.

In diesem Buch sind die Yogastellungen, die auch asanas genannt werden, genau beschrieben.

Ihr könnt sie im Zauberwald lernen, euch von Feen und Zauberern verwandeln lassen und viele eigene Wünsche und Vorstellungen bei Traumreisen erleben.

Yogaübungen helfen euch, euren Körper besser kennen zu lernen, euch immer leichter zu bewegen.

Ihr lernt, Körperteile bewusst anzuspannen und genauso zu entspannen und könnt so ein gesundes Körpergefühl entwickeln und dabei auch eure Gedanken und Gefühle beruhigen.

Ihr könnt Yoga allein für euch üben, oder mit den Eltern.

Besonders spannend ist es, mit anderen Kindern gemeinsam in der Schule oder im Kindergarten Yogaübungen zu machen und sie in Spielen und Geschichten zu erleben.

Sicher werdet ihr bald merken, dass es Übungen gibt, die euch besonders gefallen, andere übt ihr nicht so gerne. Sie sind vielleicht zu anstrengend. Beobachtet, welche Haltungen euch Kraft geben, bei welchen ihr euch entspannen könnt, nach welchen Übungen ihr besser nachdenken könnt, gute Ideen habt oder die nötige Ruhe findet.

So können die Yogastellungen euch helfen, den Körper gesund zu halten, glücklich und zufrieden zu sein und immer wieder Mut zu schöpfen, wenn ihr mal traurig, enttäuscht oder ratlos seid.

Je öfter ihr die Übungen macht, desto leichter fallen sie euch. Vielleicht merkt ihr ja auch, dass Stellungen, die ihr zuerst gar nicht so gerne mochtet, euch mit der Zeit gefallen, weil sie den Körper da stärken, wo er es nötig hat.

Es lohnt sich auf jeden Fall immer wieder zu üben. Die Sprechverse helfen euch dabei, die Yogastellungen zu erinnern und ihr lernt mehrere Übungen aneinander zu reihen und kleine Bewegungsabläufe auszuführen.

Viel Spaß!

Grundsätzliches zur Praxis

Es gibt keine Patentrezepte, die vorgeben, wann eine Yogaeinheit oder meditative Übung auf jeden Fall gelingt. Wie jede andere Übungseinheit kann die gleiche Übung ganz unterschiedlich von den Kindern angenommen werden.

Die eigene Befindlichkeit und die Voraussetzungen, die die Kinder mit in den Kindergarten oder Schulalltag bringen, sollten wahrgenommen und berücksichtigt werden. Misserfolge sollten keinen Grund zur Resignation bieten. Manchmal sind nur kleine Veränderungen nötig, um einen Misserfolg zum Erfolg werden zu lassen.

Mit zunehmender Praxis kann sich unmerklich der Erziehungsstil und auch die Gestaltung des Gruppenraumes verändern.

Wer erst einmal die Erfahrung mit der angenehmen Ruhe gemacht hat, entwickelt Kreativität, um diese Ruhe in möglichst viele Bereiche auszudehnen.

So können im Gruppenraum Funktionsecken für Sinnesübungen entstehen (Tast-, Riech-, Hör- und Sortierspiele). Decken, Kissen, Kuscheltiere, Massageutensilien usw. bekommen einen Platz; Sanduhren, Schneekugeln und andere Gegenstände, die Kinder gern still beobachten, stehen bereit. usw.

Rituale können helfen, die Kinder an Regeln zu gewöhnen.

Günstig hat sich in meiner Praxis das Ritual mit der Klangschale erwiesen.

Wenn ich die Klangschale anschlage, tritt augenblicklich Ruhe ein, egal, was die Kinder gerade machen. Wenn der Ton verklungen ist, gebe ich weitere Anweisungen, z. B.:

Holt euer Kissen und setzt euch damit in den Kreis. Oder: Legt euch euer Kissen auf den Kopf und tragt es so, ohne zu reden, zum

Kreis. Oder: Nehmt die Kuscheldecke und (oder) das Kuscheltier und sucht euch einen bequemen Platz im Raum.

Je nach Zeit und Stimmung können diese Anweisungen variiert und mit Geschicklichkeitsübungen verbunden werden, z. B.: Lege das Kuscheltier auf deinen Rücken und trage es auf vier Beinen zum Platz deiner Wahl.

In gleicher Weise kann auch das Aufräumen zu einer stillen Übung werden.

Beispiel: Faltet die Decken ordentlich zusammen und legt sie nacheinander auf einen Stapel. Zuerst legen die Kinder, die etwas Rotes anhaben ihre Decke ab, dann die Kinder, die etwas Blaues anhaben, dann die, deren Name mit A beginnt, usw.

Vor allen stillen Übungen sollten die Kinder ausreichend Bewegung haben.

Yogaübungen

Die Stellungen des Yoga werden *asanas* genannt und haben Namen aus dem Sanskrit. Das ist die Alte indische Gelehrtensprache. Die Haltungen sind den Pflanzen, Tieren oder anderen Erscheinungen der Natur nachempfunden. Manche Stellungen in diesem Buch sind leicht abgewandelt und einige Namen erfunden. Wichtig ist, dass sich die Kinder in die Stellungen hineinversetzen können und der spielerische Aspekt im Vordergrund steht.

Die Übungen dieses Buches sind für Kinder im Alter von fünf bis acht Jahren geeignet.

Da sie in Spiele, Geschichten und Sprechverse gekleidet sind, können sie in Kindergruppen von ca. 15–18 Kindern geübt werden.

Günstig ist natürlich eine Gymnastikhalle mit geeigneten Übungsmatten. Doch jeder Gruppenraum lässt sich umgestalten.

Durch das Verücken von Tischen und Stühlen kann Raum geschaffen werden. Die Kinder können Decken und Kissen mitbringen, oder aus Teppichgeschäften Teppichreste besorgen. Wenn das nötige Geld zur Verfügung steht, ist die Anschaffung von richtigen Yogamatten sehr zu empfehlen.

Um gezielt mit Kindern Yoga zu üben, als zusätzliches Angebot zur Gruppenarbeit, ist eine Gruppenstärke von acht bis zehn Kindern geeignet.

Die Kinder sollten bequeme Kleidung tragen, barfuß üben, aber warme Socken für Entspannungsübungen bereit haben. Ein Vorrat an bunten Tüchern sollte angelegt werden.

Erzieherinnen und Lehrerinnen müssen sich gut vorbereiten, die Übungen möglichst exakt vormachen, da Kinder in dieser Alterstufe (5–8 Jahre) hauptsächlich durch Nachahmen lernen.

Eine Übungseinheit kann 30–45 Minuten dauern. Günstig ist mit Bewegungsspielen zu beginnen, dann einige Asanas gezielt zu üben und mit einer Entspannung abzuschließen.

Wichtig ist, die Bedürfnisse der Kinder richtig einzuschätzen. Sind die Kinder abgespannt, kann eine Yogaeinheit auch mit einer Traumreise eingeleitet werden. die Kinder werden dann langsam in die Aktivität geführt und können sich zum Schluss gegenseitig den Rücken massieren.

Hier ein Beispiel, dass sich in meiner Praxis bewährt hat:

Die Kinder bewegen sich zu Beginn der Yogastunde frei nach Musik. Bei Musikstopp finden je zwei Kinder zueinander und stellen eine gemeinsame Yogaübung vor.

Haben die Kinder noch wenig Yogaerfahrung, können sie auch in der momentanen Stellung verharren, im weiteren Verlauf eine eigene Haltung finden und dann eine gemeinsame.

Im Anschluss legen sie sich auf eine Übungsmatte. Ich wähle die Sternform, die Füße weisen zur Kreismitte und die Köpfe nach außen. Zur Schulung der Körperwahrnehmung, gebe ich ihnen bestimmte Körperteile vor, die sie bewegen, oder lege ihnen kleine Steine auf, die sie erspüren, oder berühre sie mit dem Zauberstab und sie benennen die Stelle des Körpers, die berührt wurde.

Nun üben die Kinder Asanas, die anschließend in einer Geschichte, einem Sprechvers oder Spiel vertieft werden.

Zum Schluss entspannen sie sich bei einer Traumreise oder Partnermassage mit Igelbällen, Luftballons, Bürsten, Pinseln, Rollen.

Materialien zur Unterstützung

Eigentlich braucht man nur den Körper, um Yoga zu üben, doch da Kinder sich ihr Wissen gern über das Spiel aneignen, können folgende Materialien genutzt werden, um den spielerischen Aspekt zu unterstützen:

Kissen, Decken und Yogamatten tragen zu einem entspannten Klima bei und eignen sich besonders für alle Übungen, wo der Körper viel Bodenkontakt hat, für Traumreisen, Entspannungsübungen und zur Förderung aufrechter Sitzhaltungen. (Yogamatten erhalten Sie bei: Bausinger GmbH, Hauptstr. 12, D-72479 Straßberg, Tel.: 07434/600, Fax: 07434/604, e-mail: info@bausinger.de, internet: www.bausinger.de)

Igelbälle, Bürsten, Pinsel, Rollen, Schwämme oder auch Kuscheltiere können bereitgestellt werden, so dass die Kinder sich auch in freier Beschäftigung mal gegenseitig den Rücken massieren können. (Zu erhalten in Kaufhäusern oder im Spielwarenfachhandel, wie z. B. Wehrfritz GmbH, August-Grosch-Str. 28–38, D-96476 Rodach, Tel.: 09564/929-0, Fax: 09564/929-224, e-mail: firma@wefi.de)

Zauberstäbe, Chiffontücher, Instrumente, wie Klangstäbe, Schellenkränze und kleine Glöckchen, gute Buntstifte und Halbedel- und Glassteine gibt es ebenfalls im Spielwarenfachhandel oder in Kaufhäusern.

Klangschalen und Meditationsmusik werden im Spielwarenfachhandel, in Musikfachgeschäften und in Esoterik-Läden angeboten.

Um die Musik abzuspielen, muss ein Kassettenrecorder oder CD-Player vorhanden sein.

Bildkarten mit Abbildungen der Yogaübungen (als Poster) unterstützen das Yogaüben.

1 Träumen und Spielen im Zauberwald – Traumreisen

Durch Traumreisen und Spiele wird der Zauberwald den Kindern vertraut. Die Traumreisen schulen die Vorstellungskraft. Gerade Großstadtkindern sind tägliche Naturerlebnisse fremd. In den Traumreisen und Spielen vom Zauberwald können sie mit den Vorgängen in der Natur vertraut gemacht werden. Ihre Sinne werden geschärft, sie werden wacher, auch in ihrem wenig naturbelassenen Umfeld kleine Beobachtungen zu machen, Bäume, Blumen und Vögel wahrzunehmen, Veränderungen zu registrieren.

Die Musikbeispiele sind nur Vorschläge. Hier sind der Fantasie keine Grenzen gesetzt. Auch die Kinder können ermutigt werden Musik mitzubringen, wie sie sich diese im Zauberwald vorstellen.

Eine andere Möglichkeit ist, mit Instrumenten selbst eine Begleitmusik zu finden, z. B. Flöten für die Vögel, Hölzer für den Bär, Triangeln für die Blumen usw.

Kleine Traumreisen, die Kinder einen Moment wegtragen, haben entspannende und erfrischende Wirkungen. Emotionen können sich beruhigen, neue Impulse finden wieder Raum, die Konzentrationsfähigkeit und die Fantasie werden angeregt.

Als Einstieg in solche Übungen kann die Traumwolke genutzt werden.

Eine gute Vorübung ist bei geeignetem Wetter das Beobachten der Wolken, ihr Kommen und Gehen. Wolkenbilder entstehen, verändern sich, können mit Märchenwatte nachgeformt werden.

Für Traumreisen und Imaginationsübungen sind Kissen, kleine Decken und Kuscheltiere eine hilfreiche Unterstützung.

Die Traumwolke

Leg dich bequem auf deine Decke, oder: Nimm dein Traumkissen oder Kuscheltier und leg deinen Kopf bequem auf den Tisch.

Schließe die Augen und stell dir vor, du liegst auf einer Wiese. Du schaust den Wolken zu.

Eine Wolke kommt zu dir herunter. Sie umhüllt dich. Fühle, wie weich sie ist. Du kannst dich in sie hineinkuscheln.

Nach einer Weile hebt sie dich vom Boden. Du fliegst mit der Wolke hoch hinauf, irgendwohin.

Sie bringt dich dahin, wo du jetzt gerne sein möchtest.

Erlebe dich ganz an deinem Wunschort. Wie fühlst du dich? Wer soll bei dir sein?

Du hast jetzt eine Weile Zeit, dir alles so vorzustellen, wie du es haben möchtest. Wenn ich dann beginne bis zehn zu zählen, lasse dich von der Wolke langsam wieder zurückbringen.

Ab fünf kannst du mitzählen, und bei zehn wieder ganz hier ankommen.

Zauberwesen

Stell dir vor, du gehst eine Straße entlang. Laufe immer weiter und du merkst, es wird ruhiger, die Häuser werden kleiner und immer mehr Bäume stehen am Straßenrand.

Bald erreichst du einen Wald mit riesengroßen Bäumen. Die Bäume haben bunte Blätter, die in allen Regenbogenfarben leuchten.

Du hörst leise Musik und staunst über die Zauberbäume und die Kraft der Farben.

Leise Musik, z. B. Bettine Clemen, Kim Robertson, Love song to a planet, Amazing Grace, setzt ein.

Dann kommst du an eine Zauberwiese. Wunderschöne Blumen leuchten hier in allen Farben, die du dir nur denken kannst. Du setzt dich auf die Wiese und beobachtest die Blumen. Mit der Zeit gesellen sich kleine Waldwesen und Tiere zu dir. Einige kennst du, doch manche Wesen sind dir fremd. Es sind Zauberwesen. Du magst alle gern und schließt Freundschaft mit ihnen.

Verweile noch einen Moment im Zauberwald. Wenn die Musik aufhört, komme mit deiner Aufmerksamkeit langsam wieder zurück, strecke dich und sei wieder ganz hier.

Mein Lieblingstier im Zauberwald

Stell dir vor, du gehst durch einen Zauberwald, einen Wald mit riesengroßen Bäumen. Die Bäume haben bunte Blätter und leuchtende und glitzernde Blüten. Du schaust dir alles an und siehst, wie die Blätter und Blüten im Wind tanzen.
Leise Musik einspielen, z. B. Love song to a planet, New World.

Dann kommst du an einen See. Das Wasser ist klar und bewegt sich leicht, mal auf, mal ab. Auf dem Wasser tanzen Seerosen
Wieder leise Musik einspielen.

Du wanderst weiter durch den Zauberwald und triffst die Waldfeen. Sie lächeln dir zu und zeigen dir die Geheimnisse des Waldes.
Sie bringen dich zu einer Wiese, auf der wunderschöne Blumen blühen. Du legst dich auf die Wiese und atmest den Duft der Blumen ein.

Dann zeigen die Waldfeen dir die Zaubertiere. Einige laufen über die Wiese, einige sitzen auf den Bäumen, andere hüpfen von einem Baum zum anderen und wieder andere schwimmen im See.
Du schaust den Tieren zu. Da entdeckst du ein Tier, das dir besonders gut gefällt.
Beobachte es eine Weile.

Wenn du gleich wieder leise Musik hörst, verabschiede dich von dem Tier, den Waldfeen und dem Zauberwald.

Anschließend können sich die Kinder ihr Traumerlebnis erzählen, oder das Tier malen.

Töne im Zauberwald

Leg dich bequem hin und schließe deine Augen. Stell dir vor, du liegst auf einer Wiese im Zauberwald. Es duftet nach Blumen und Bäumen. Vögel singen, Bienen summen, aus der Ferne hörst du Frösche quaken, Unken „läuten" und Wasser plätschert. Plötzlich ertönt eine schöne Musik.
Musik einspielen, z. B.: Bettine Clement, Kim Robertson: Love song for the Water Planet.

Du lauschst der Musik und mit der Zeit siehst du die Töne wie Fäden aus Farben durch die Luft schwingen. Die Töne tanzen wunderschöne Farbenbilder.
Die Musik wird leiser und ist bald wieder ganz verklungen.

Werde langsam wieder wach, rekle dich, strecke dich und richte dich wieder auf. Male mit bunten Stiften die Farbenbilder auf.
Musik dazu spielen lassen.

Verwandeln

Stell dir vor, du gehst durch einen Zauberwald. Die Bäume sind riesig groß und haben bunte leuchtende Blätter.
Auf einer Zauberwiese blühen Blumen, wie du sie noch nie gesehen hast, und im Zaubersee tummeln sich glitzernde Zauberfische.
Beobachte alles und stell dir vor, selbst ein Wesen aus dem Zauberwald zu sein.

Du hörst gleich leise Musik. Lass dich von der Musik in ein Wesen aus dem Zauberwald verwandeln.

Musik einspielen, z. B. Bettine Clemen, Kim Robertson, Love song to a planet, Amazing grace.

Wenn die Musik verklingt, sei langsam wieder du selbst und werde wieder ganz wach.

Kinder erzählen ihre Traumerlebnisse

Miriam: Ich war ein kleiner Waschbär und habe mich gewaschen. Die Seifenblasen sind in die Zauberbäume geflogen und haben sich auf die Blätter gesetzt.

Ruben: Ich war ein kleines Eichhörnchen und bin durch die Zauberbäume gehüpft. Dann habe ich andere Eichhörnchen getroffen und wir haben Fangen gespielt.

Kadir: Ich war ein Affe und habe laut gekreischt. Dann habe ich mich überall gekratzt und bin hoch in einen Zauberbaum geklettert. Hier habe ich mich an ein Blatt gehängt und geschaukelt. Ich war ganz hoch oben.

Elif: Ich war ein ganz bunter Zaubervogel. Meine Flügel hatten goldene Federn und glitzerten. Ich bin zu einem Baum geflogen. Da gab es leckeres Obst und das habe ich gegessen.

Julia: Ich war eine große Sonnenblume. Meine Blüte war golden und groß. Ich bin immer höher gewachsen, so groß wie die Zauberbäume.

Lea: Ich war ein bunter Schmetterling und bin zu den Zauberblumen geflogen. Die hatten ganz leckeren Nektar.

Nina: Ich war eine Waldfee. Mein Kleid war grün und aus weichen Blättern. Flügel hatte ich auch und ich konnte hoch fliegen. Von oben habe ich zwei Kinder gesehen. Die hatten sich verlaufen. Ich bin zu ihnen geflogen. Zuerst hatten sie Angst. Dann habe ich versprochen, sie nach Hause zu bringen. Aber vorher habe ich ihnen noch den Zauberwald gezeigt.

Sarah: Ich war ein Glitzerfisch. Ein gefährlicher Fisch mit großen Zähnen wollte mich fressen. Da bin ich schnell in eine Höhle geschwommen.

Alpha: Ich war ein Löwe und habe laut gebrüllt. Da haben alle Angst vor mir bekommen. Ich konnte auch ganz schnell laufen und auf Bäume klettern.

Milena: Ich war ein Kamel und habe mir den Zauberwald angeschaut. Dann habe ich geschlafen. Da kamen andere Tiere und wollten auf mir reiten. Ich habe sie durch den Zauberwald getragen.

Lili: Ich war ein Clown und habe Quatsch gemacht. Bin auch auf dem Kamel geritten und runtergefallen. Hab mir aber nicht weh getan, weil ich gleich einen Purzelbaum gemacht habe.

Simon: Ich war auch ein Eichhörnchen und habe Ruben getroffen. Wir haben zusammen gespielt.

Fathi: Ich war auch ein Eichhörnchen und hab mit Simon und Ruben gekämpft. Das war lustig. Zum Schluss haben wir uns wieder vertragen und Picknick gemacht.

Aus solchen Traumerlebnissen können Impulse für ein kleines Theaterstück entstehen. Manche Kinder versetzen sich in die Rolle, die sie schon einmal gespielt haben, andere suchen sich ihre Rolle beim Zuhören der Traumerlebnisse ihrer Freunde. In der Geschichte vom Zauberwald kann jedes Kind seine Traumrolle spielen.

Mit der Traumwolke zum Zauberwald

Vorbereitung: *Musik bereitlegen, z. B. Jules Massenet, Meditation.*

Such dir einen bequemen Platz zum Träumen. Schließe deine Augen und warte auf die Traumwolke. Gleich wird sie kommen und sich weich um dich herumlegen.

Kuschele dich in die weiche Wolke hinein und mache es dir gemütlich.

Die Wolke möchte heute mit dir eine Reise in den Zauberwald machen. Sie hebt dich hoch hinauf und trägt dich fort.

Du lässt dich von ihr tragen und fühlst dich wohlig, weich und warm in der Wolke.

Ab und zu streichelt ein kühler Windhauch deine Stirn.

Bald merkst du, wie die Wolke sich langsam wieder senkt. Sie landet auf einer Wiese im Zauberwald.

Du steigst aus und schaust dir alles an.

Gleich hörst du leise Musik, die dir Zeit für einen Spaziergang durch den Zauberwald gibt.

Leise Musik einspielen.

Wenn die Musik verklungen ist, lasse dich von der Wolke wieder zurück in den Klassenraum tragen.

2 Was mein Körper kann – Übungen zur Körpererfahrung

Sprechvers mit Bewegungen

Konzentriere dich auf die genannten Körperteile und bewege sie, wie es im Sprechvers vorgegeben ist.

Meine Füße können stehn, und auch vor- und rückwärts gehn.
Meine Hände können klatschen und auch auf die Schenkel patschen.
Meine Arme streck ich aus, und bilde eine starke Faust.
Ich streck die Finger, spreiz sie weit, und dann nehm ich mir die Zeit, jeden Finger zu bewegen, sie dann auf die Knie zu legen.
Ich streck die Beine, beug sie ein, lass den Rücken gerade sein.
Mit dem Kopf, da kann ich nicken, mit den Augen sehr weit blicken.
Meine Augen kann ich drehn, kann auch zu den Schultern sehn.
Meine Nase mach ich kraus, streck die Zunge sehr weit raus.
Jetzt dreh ich mich im Kreis herum, und falle dabei gar nicht um.

Die Körperteile spielen zusammen

Fördert die Konzentration und trainiert das Gedächtnis.

Bewege bei diesem Spiel alle genannten Körperteile gleichzeitig und nimm immer noch eins dazu, bis du merkst, dass deine Konzentration nachlässt.

Die Füße spielen mit den Händen.	*Mit den Füßen stampfen, in die Hände klatschen.*
Dann kommt der Kopf dazu.	*Mit dem Kopf nicken.*
Die Schultern spielen auch mit.	*Schultern heben und senken.*
Die Augen eilen herbei.	*Augen öffnen und schließen.*

Es können immer mehr Körperteile mitspielen und auch Bewegungsvariationen gefunden werden.

Am Zaubersee der Frosch ist krank

Dieses Spiel ist die Variation eines Spiels, das ich aus meiner Kinderzeit kenne. Es wurde mit Begeisterung an Geburtstagen gespielt und löste sich immer in ausgelassenem Gelächter auf.

Die Kinder sitzen im Kreis. Ein Kind beginnt und sagt zum Nachbarkind:
„Am Zaubersee der Frosch ist krank."
Das Nachbarkind fragt:
„Was hat er denn?"
Das Kind antwortet, indem es einen Körperteil benennt und ihn dabei bewegt, z. B. „Der Kopf ist krank." Dabei bewegt es den Kopf.
Das Nachbarkind gibt nun diese Informationen an seinen Nachbarn weiter und fügt ein weiteres krankes Körperteil hinzu. Es sagt:
„Am Zaubersee der Frosch ist krank."
Das Nachbarkind fragt: „Was hat er denn?"
Antwort: „Der Kopf ist krank und die rechte Hand ist krank."
Das erste Kind bewegt nur den Kopf, das zweite den Kopf und die rechte Hand und so geht das Spiel immer weiter. Das Spiel ist beendet, wenn ein Körperteil bei der Aufzählung vergessen wurde oder es sich im Lachen erschöpft hat.

Ich bin klein

Nach der Melodie „Hänschen klein" oder als Sprechvers.

Setze dich jedes Mal, wenn du „ich bin klein" singst oder sprichst in die Hockstellung, und stehe auf wenn du singst oder sprichst, „bald schon werd ich größer sein". Berühre die genannten Körperteile oder bewege sie, wie im Text vorgegeben ist.

Ich bin klein, das ist fein, bald schon werd ich größer sein.
Mein Kopf ist rund, mein Nabel auch, rund ist auch mein Bauch.
Auf den Füßen kann ich stehn, kann auch auf den Zehen gehn,
beug das Knie, zieh es 'rauf, das andere kann das auch.

Ich bin klein, das ist fein, bald schon werd ich größer sein.
Schau nur her, es ist nicht schwer, beweg die Hände hin und her.
Streck die Arme, beug sie ein, lass die Hände Fäuste sein.
Das tut gut und gibt Mut, nimmt mir auch die Wut.

Ich bin klein, das ist fein, bald schon werd ich größer sein.
Heb mein Kinn, senk es dann, bis ich die Füße sehen kann.
Zieh die Schultern bis zum Ohr, nehme sie dann sehr weit vor.
Schultern drehn sich so schön, wolln' jetzt wieder stehn.

Ich bin klein, das ist fein, bald schon werd ich größer sein.
Schließ die Augen, reiß sie auf, strecke meine Zunge 'raus.
Leg die Finger an mein Ohr, umkreise es zurück und vor.
Spüre dann, es wird warm, damit ich zuhör'n kann.

Ich bin klein, das ist fein, bald schon werd ich größer sein.
Fühl mich gut, fühl mich stark, weil ich Muskeln hab.
Spann sie an und lass sie los, ja was wäre ich denn bloß
ohne sie, weich im Knie, nein, das möcht ich nie.

Ich bin klein, das ist fein, bald schon werd ich größer sein.
Dehne mich hoch hinauf, ruh mich in der Hocke aus.
Sammle Mut und frische Kraft, weiß genau, wie man das macht.
Schau mich an, was ich kann und fang zu üben an.

Jedes Kind kann an dieser Stelle der Reihe nach eine Yogastellung zeigen, die die anderen Kinder nachstellen.

Streichelnde Nachtgespenster

Dieses Spiel fördert die Körpererfahrung und das Sozialverhalten.

Vorbereitung: *Bettbezug mit leicht aufgeblasenen Luftballons füllen.*

Die Kinder sitzen im Kreis. Der mit Ballons gefüllte Bezug liegt in der Mitte. Ein Kind wird ausgesucht und darf es sich auf dem Ballonkissen bequem machen. Die anderen Kinder spielen die Gespenster und bewegen sich dazu.
Sie sprechen:

Wir sind die Nachtgespenster, hu, hu, hu,
und schauen durch die Fenster, hu, hu, hu.
Da schläft die oder der (Name des Kindes), träumt so schön,
wir werden sie/ihn mal streicheln gehen.

Die Kinder setzen sich um das Ballonkissen und streicheln das Kind sanft.
Zur Sprecherziehung können die Kinder auch die Körperteile benennen, die sie streicheln.
Das Kind, das gestreichelt wird, benennt eines der streichelnden Kinder. Dieses Kind darf sich jetzt auf das Ballonkissen legen und wird von den „Gespenstern" gestreichelt.

Die hellen Sterne

Dieses Spiel wird genauso gespielt wie die streichelnden Nachtgespenster, nur mit anderem Text.
Die Kinder sprechen:

Wir sind die hellen Sterne und haben dich so gerne.
Wir schicken dir ganz helle Strahlen, weil wir dich so gerne haben.

Zwerge und Riesen

Dieses Spiel dient zur Auflockerung des Körpers.

Vorbereitung: *Musik und zwei bunte Tücher bereitlegen.*

Auf einer großen Wiese im Zauberwald tanzen Zwerge und Riesen. Die Zwerge hüpfen lustig von einem auf das andere Bein, während die Riesen steif mit gestreckten Armen und Beinen herumschreiten.

Plötzlich wird es still, die Musik verklingt. Ein riesiger Zaubervogel kommt durch die Luft geflogen. Mit weitem Flügelschlag verwandelt er Zwerge in Riesen und Riesen in Zwerge.

Die Kinder werden in zwei Gruppen eingeteilt. Die Zwergengruppe hüpft lustig umher. Die anderen Kinder strecken die Arme nach oben und halten die Beine gestreckt, wenn sie sich nach der Musik bewegen. Ein Kind spielt den Zaubervogel und bekommt als Flügel zwei bunte Chiffontücher. Bei Musikstopp geht der Zaubervogel in die Vogelstellung und hält dabei die Tücher in den Händen. Er „fliegt" dann durch den Raum, um alle Kinder mit den Tüchern zu berühren. Wenn anschließend die Musik wieder erklingt, tanzen die Kinder, die vorher Zwerge waren wie die Riesen und die Kinder, die als Riesen tanzten sind jetzt Zwerge.

Riese und Zwerg

Ein Sprechvers mit Bewegungen, bei dem die Kinder den Körper beugen, dehnen und strecken, die Beine kräftigen und das Gleichgewicht schulen.

Auf einem hohen Berg,
da lebt ein kleiner Zwerg.
Auf einer grünen Wiese,
lebt ein großer Riese.
Er schaut hoch zum Berg
und winkt dem Zwerg.
Der Zwerg auf dem Berg,
als der das merkt,
schaut hinunter zur Wiese,
denn da steht der Riese,
winkt hoch zum Berg,
da winkt auch der Zwerg.

Bewegungen: Ausgangsstellung ist der aufrechte Stand tadasana. Dehne deine Arme nach oben und lege über den Kopf die Handflächen aneinander, lasse dabei die Schultern sinken, beuge die Knie ein und komme in die Hockstellung. Lege die Hände erst vor deine Brust und dann die Handflächen an den Boden, strecke die Beine und richte den Oberkörper auf. Hebe dabei die Arme über die Seiten nach oben, dehne die Handflächen zur Decke und lasse die Schultern sinken. Richte den Blick nach oben und winke mit einer Hand. Lege die Handflächen über dem Kopf wieder aneinander und beuge die Knie ein, bis du wieder in der Hocke sitzt, die Hände an den Boden legst und dich erneut aufrichtest und winkst. Gehe dann noch einmal in die Hockstellung, lege eine Hand auf ein Knie, richte den Oberkörper gut auf und winke mit der anderen Hand.

3 Entspannen auf der Zauberwiese – Übungen zum Abschalten, zur Beruhigung der Gedanken und Gefühle

Neue Informationen können anschließend, nach diesen Übungen, leichter aufgenommen werden. Die Konzentrationsfähigkeit und Aufmerksamkeit verbessern sich.

Stell dir vor, du liegst auf einer Wiese. Es ist eine besondere Wiese. Das Gras ist weich, leuchtend grün und mit goldenen Lichtpunkten übersät. Du kannst dich so richtig an den Boden anschmiegen und deinen ganzen Körper entspannen. Spüre, wie dein Rücken aufliegt. Die goldenen Lichtpunkte strahlen eine angenehme Wärme aus, die du in deinem Rücken spüren kannst. Die Lichtpunkte wärmen deinen Rücken. Du fühlst, wie sich diese Wärme im ganzen Körper ausbreitet.

Auch deine Beine spüren jetzt die Lichtpunkte der Zauberwiese. Ihre Rückseite wird warm. Kraft und Wärme strömen durch die Rückseite deiner Beine, steigen auf und erfüllen deinen ganzen Körper. Lass die Kraft und die Wärme auch in die Schultern, Arme, Hände und Finger strahlen. Wenn du deine Schulterblätter und Schultern so richtig ins weiche Gras fallen lässt, spürst du auch die Ellbogen, Unterarme und Handrücken am Boden. Die Lichtpunkte schicken ihre kraftvollen Strahlen in die Arme und Schultern, entspannen sie und füllen sie gleichzeitig mit Wärme und Wohlbehagen. Auch dein Kopf liegt entspannt im Zaubergras. Ein goldener Lichtpunkt schickt seine Wärme und Kraft über den Auflagepunkt des Kopfes in den gesamten Kopf. Du hast jetzt das Gefühl, dass dein Kopf wächst, von innen immer weiter wird. Das goldene Licht vertreibt alle Müdigkeit, alle bösen Gedanken, Unsicherheiten, Ängste, alles, was dich sonst noch stört.

Du fühlst jetzt, wie sich dein ganzer Körper entspannt und mit goldenem Licht füllt.

Von oben schickt die Sonne ihre Strahlen auf die Vorderseite deines Körpers. Sie wärmt dein Gesicht, deinen Hals, deine Brust. Du spürst die Sonnenstrahlen auf deinem Bauch und den Beinen. Die Sonnenstrahlen erfüllen deinen Körper über seine Vorderseite mit ihrer Kraft. Über die Rückseite strömt die Kraft der goldenen Lichtpunkte ein.

Du kannst dich so richtig wohl fühlen auf der Zauberwiese, denn alles ist so, wie du es dir wünscht. Du musst nichts tun, kannst einfach nur daliegen, dich fallen lassen, und ganz von selbst füllt sich dein Körper mit frischer Lebenskraft.

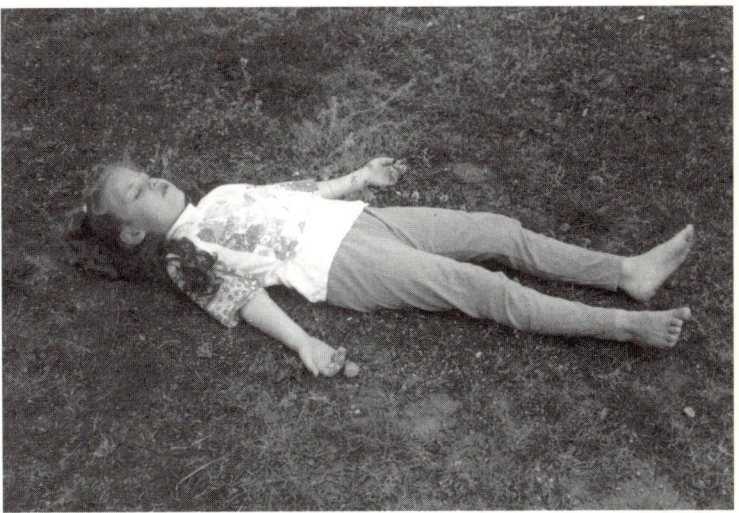

Entspannungslage auf dem Rücken – savasana

Baum auf der Wiese

Rückenmassage   *Je zwei Kinder massieren sich abwechselnd den Rücken nach folgenden Geschichten.*

Im Zauberwald ist eine große Wiese.	*Rücken ausstreichen.*
Auf der Wiese blühen bunte Blumen.	*Blumenmuster malen.*
In der Mitte steht ein riesiger Baum.	*An der Wirbelsäule entlangstreichen.*
Ein Eichhörnchen klettert am Baumstamm hoch.	*Mit Zeige- und Mittelfinger neben der Wirbelsäule hochtippen.*
Es setzt sich auf einen Ast.	*Schultern fest fassen.*
Hier ruht es sich aus.	*Schultern ausstreichen.*
Dann langweilt es sich und hüpft durch die Äste.	*Mit den Fingern über den Rücken „hüpfen".*
Dabei schreckt es den Vogel auf, der in seinem Nest sitzt und brütet.	*Rücken ausstreichen.*
Der Vogel sucht Futter.	*Wellenlinien „malen".*
Er pickt ein paar Würmer auf	*Mit Daumen und Zeigefinger leicht zwicken.*
und fliegt zurück zum Nest.	*Wellenlinien malen.*
Hier setzt er sich auf seine Eier und wärmt sie.	*Hände aneinander reiben und auf den Rücken legen.*

Der Bär im Zauberwald

Rückenmassage	Der Bär tapst durch den Zauberwald,	*Fingerkuppen von unten nach oben auf den Rücken drücken.*
	Da trifft er auch den Frosch schon bald.	*Rücken mit den Fingerkuppen von unten nach oben abklopfen.*
	Der Frosch hüpft schnell zum Zaubersee,	*Fingerkuppen an den Rücken tippen.*
	Da schwimmt vergnügt die Wasserfee.	*Hände in Schwimmbewegung über den Rücken streichen.*
	Die dicke Kröte wühlt im Schlamm,	*Schultern kneten.*
	Die Schlange schleicht durchs Gras heran.	*Mit dem Zeigefinger Schlangenlinien auf den Rücken malen.*
	Jetzt scheint die Sonne hell und warm.	*Rücken mit den Handflächen ausstreichen.*
	Sie wärmt den Rücken und die Arm.	*Handflächen warm reiben und auf den Rücken legen.*

Hasenfreundschaft

Rückenmassage	Der kleine weiße Hase,	*Mit den Fingern über den Rücken tippen.*
	mit seiner Schnuppernase,	*Fingerkuppen an den Rücken drücken.*
	frisst hier und da am Kohl,	*Leicht zupfen.*
	nun ist er satt und fühlt sich wohl.	*Rücken ausstreichen.*
	Er legt sich in das grüne Gras,	
	da liegt er nun, der kleine Has.	*Hände auflegen.*
	Da kommt sein Freund mit schwarzem Fell,	*Mit den Fingerkuppen von unten nach oben tippen.*
	ihm folgt ein Hund mit viel Gebell.	
	Er packt ihn fest, der Has hat Angst,	*Schultern fassen und und sanft kneten.*

Da zieht sein Freund den Hund am Schwanz.	*Schultern ausstreichen.*
Vor Schrecken läuft der Hund nach Haus.	*Mit den Fingerkuppen von unten nach oben tippen.*
Und jetzt ist die Geschichte aus.	*Hände auflegen.*

Sternenhimmel

Rückenmassage

Es ist dunkel geworden.	*Rücken ausstreichen.*
Am Himmel leuchtet der Mond.	*Kreis auf den Rücken malen.*
Manchmal fliegen Wolken vorbei und decken den Mond zu.	*Wolken malen.*
Doch jetzt sind alle Wolken verschwunden.	*Rücken nach allen Seiten ausstreichen.*
Der Himmel ist sternklar.	
Unzählige Sterne funkeln und schicken	*Sterne malen, mit den Fingern*
ihre Strahlen in alle Richtungen.	*Strahlen in alle Richtungen malen.*
Manchmal fallen auch Sternschnuppen zur Erde.	*Finger von oben nach unten bewegen.*
Wieder tauchen Wolken auf.	*Wolken malen.*
Sie hüllen den Mond ein.	*Schultern leicht kneten.*
Doch der Mond schiebt die Wolken zur Seite und schaut durch sie hindurch, wie durch ein Fenster.	*Schultern ausstreichen.*
Er lächelt dich an und lässt dich in seinem	*Hände auflegen und einen*
Licht träumen.	*Moment am Rücken*
Er beschützt dich vor der Dunkelheit.	*liegen lassen.*

4 Grundstellungen – asanas

tadasana So heißt die Grundstellung für die asanas im Stand. Du stehst stark und aufrecht wie ein Berg. Deine Füße sind fest am Boden, stehen parallel zueinander und unter deinen Hüftgelenken. Dehne dich in die Länge, als wenn du immer weiter wachsen möchtest. Trotzdem bleiben deine Füße an den Boden gedrückt. Lasse deine Schultern sinken und schließe einen Moment die Augen. So kannst du Ruhe finden und neue Kräfte sammeln.

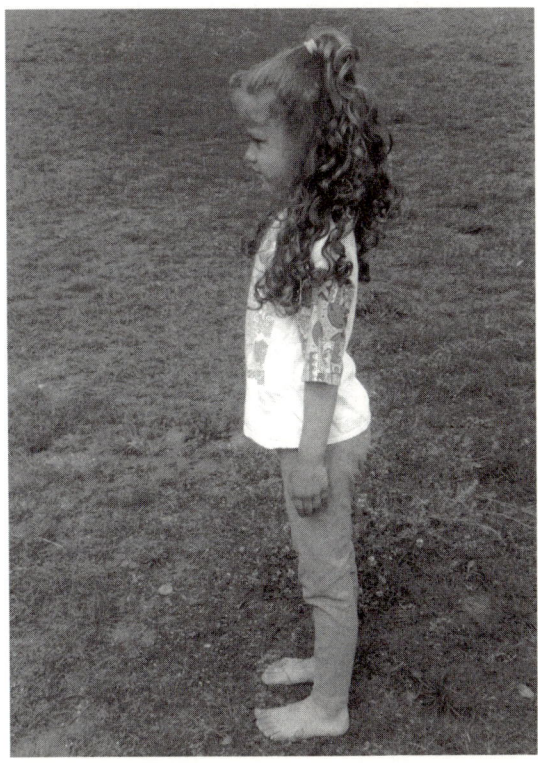

**Aufrechter Stand
tadasana
(Bergstellung)**

Langsitz Dies ist eine Sitzhaltung, die auch dandasana oder Stabstellung genannt wird. Setze dich ganz aufrecht mit ausgestreckten Beinen auf den Boden und lasse deinen Rücken in die Länge wachsen. Dabei drücke deinen Po und die Rückseite deiner Beine zum Boden. Dehne auch deinen Nacken und lass die Schultern sinken. Deine Arme hängen locker an den Seiten. Diese Stellung kräftigt besonders deinen Rücken und fördert eine aufrechte Körperhaltung.

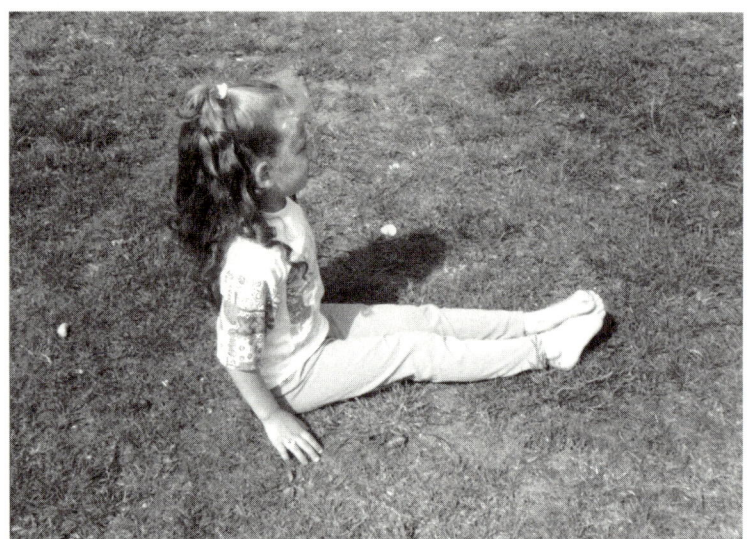

Langsitz

Fersensitz In dieser Sitzhaltung liegen deine Unterschenkel am Boden und du sitzt auf deinen Fersen. Lass deine Arme entspannt an den Seiten hängen, oder lege deine Hände mit der Rückseite auf die Oberschenkel und lege die Kuppen von den Daumen und Zeigefingern zusammen. So kannst du lernen innere Ruhe zu finden, konzentrierter und ausgeglichener zu werden.

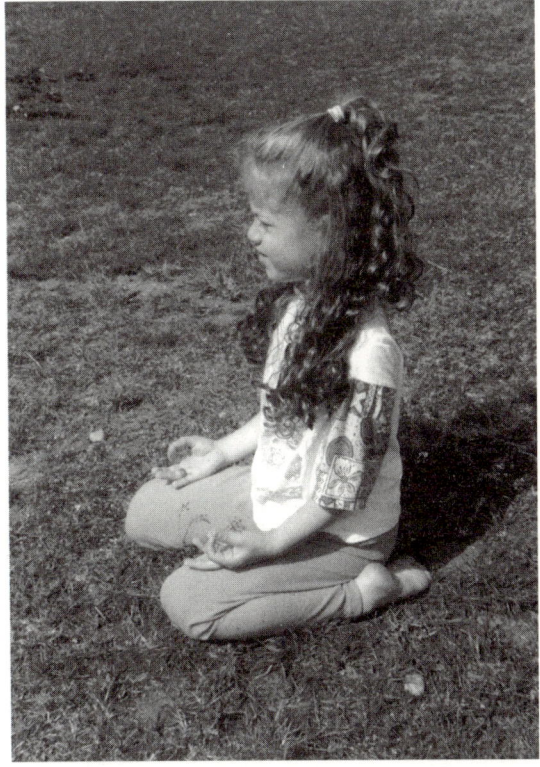

Fersensitz

Kniestand Die Unterschenkel, Knie und Fußrücken sind am Boden, die Oberschenkel stehen senkrecht zu den Unterschenkeln, der Rumpf ist
aufgerichtet, der Nacken lang und die Schultern dehnen sich nach
hinten, unten und außen. Achte darauf, dass die Knie unter den
Hüftgelenken stehen und das Becken aufgerichtet ist.

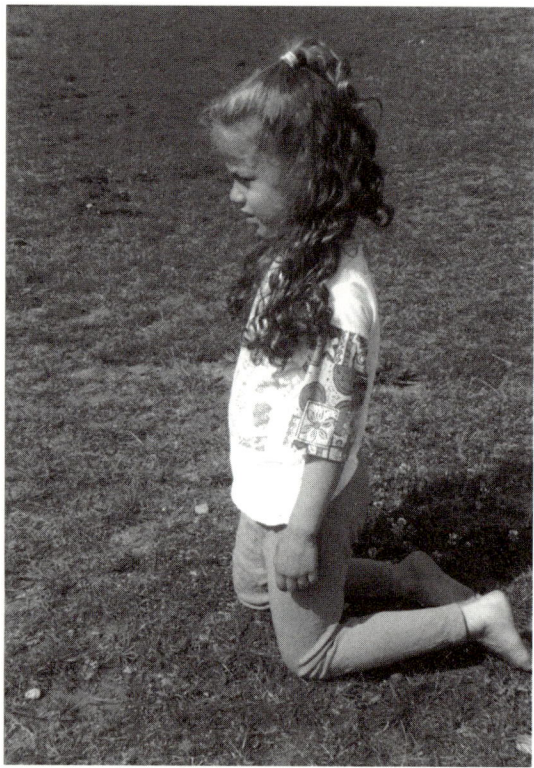

Kniestand

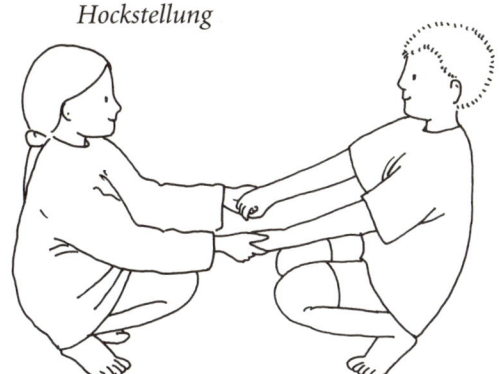

Hockstellung

In diese Haltung kommst du, wenn du aus dem aufrechten Stand tadasana die Knie einbeugst, den Rücken gerade lässt und langsam deinen Po auf die Fersen setzt. Deine Arme bleiben locker an den Seiten hängen. Als Partnerübung hockst du dich einem anderen Kind gegenüber und ihr haltet euch an den Händen.

Vierfüßlerstand Stelle deine Hände unter die Schultergelenke und deine Knie unter deine Hüftgelenke. Die Unterschenkel und Fußrücken liegen am Boden, deine Oberschenkel stehen senkrecht zu den Unterschenkeln und die Arme sind gestreckt. Dehne den Rücken und Nacken in die Länge und achte darauf, dass du im unteren Rücken nicht in ein Hohlkreuz sinkst.

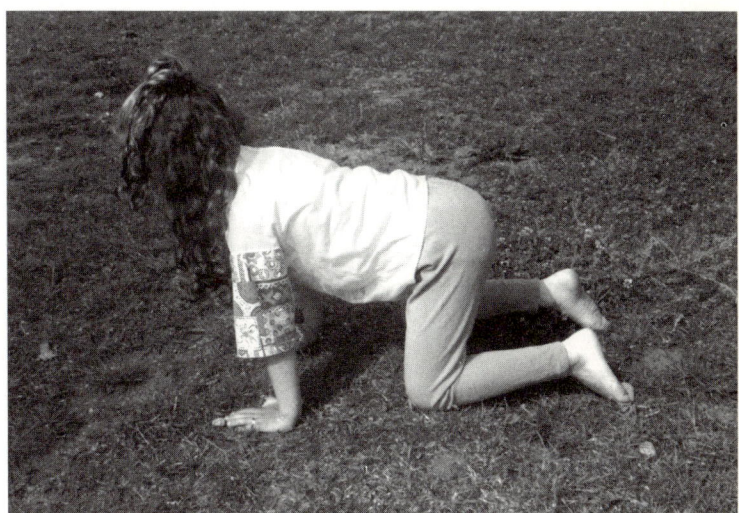

Vierfüßlerstand

Bauchlage   Lege dich entspannt auf den Bauch, lass die Schultern sinken und deine Arme gelöst neben dir ruhen. Die Handrücken sind am Boden, so können sich auch die Finger entspannen. Deinen Kopf lege auf eine Seite und die Füße so, dass die Fersen nach außen fallen und die Zehen nach innen weisen.

Rückenlage   Diese Entspannungslage wird auch savasana oder Totenstellung genannt, weil du völlig regungslos am Boden liegst. Spüre deinen Rücken und lasse ihn immer mehr an den Boden sinken. Die Füße fallen locker zu den Seiten. Drehe die Arme so, dass die Handrücken am Boden liegen. Lasse die Schultern sinken und dehne sie von den Ohren weg. Atme tief und gleichmäßig (siehe Foto Seite 33).

Blattstellung   Diese Haltung wird auch yoga mudra genannt. Du sitzt im Fersensitz und neigst deinen Oberkörper vor, legst ihn auf den Oberschenkeln ab und bringst die Stirn vor den Knien an den Boden. Der Po bleibt auf den Fersen. Die Arme lege rechts und links neben die Unterschenkel, die Handrücken berühren den Boden. Strecke

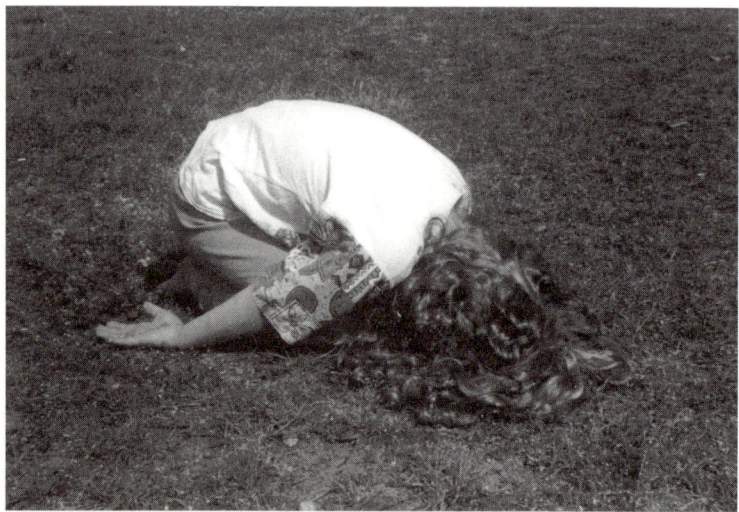

Blatt (Maus)

die Arme nach vorn, lege die Handflächen auf den Boden und lass die Schultern sinken.

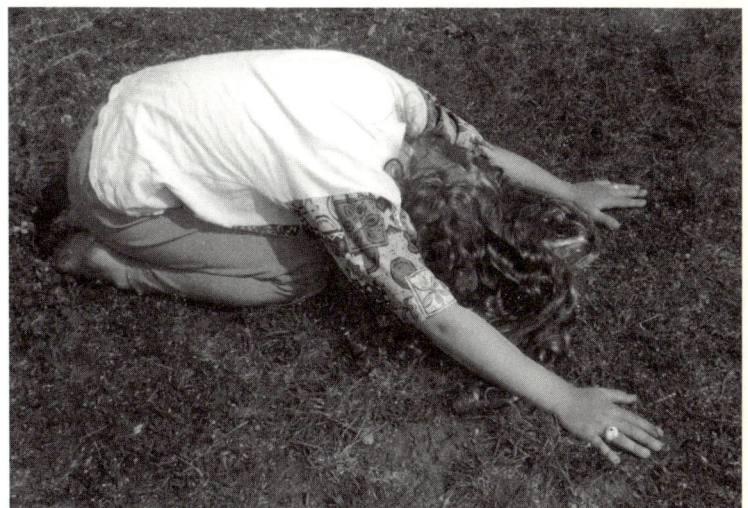

yoga mudra

Lotossitz Setze dich in den Langsitz, ganz aufrecht, fasse den rechten Fuß, winkle das rechte Knie ein und führe den Fußrücken hoch auf den linken Oberschenkel. Dann fasse den linken Fuß und lege den Fußrücken hoch auf den rechten Oberschenkel. Die Knie sinken seitlich zum Boden, dein Rücken ist aufgerichtet und deine Hände ruhen mit den Handrücken auf den Knien, die Fingerkuppen der Daumen und Zeigefinger berühren sich.

Übe diesen Sitz ohne Ehrgeiz. Eine gute Vorbereitung ist der Schmetterling.

Ansonsten kannst du auch im Schneidersitz oder Fersensitz aufrecht sitzen, oder die Beine auf folgende Weise kreuzen: Richte dich im Langsitz auf, beuge das linke Bein ein, so dass das Knie nach außen weist und lege die Fußsohle möglichst hoch an deinen rechten Oberschenkel. Dann beuge das rechte Bein auf gleiche Weise ein und lege den rechten Fuß vor den linken. Die rechte Ferse liegt vor der linken Ferse und die rechte Fußsohle vor dem linken Schienbein. Lass die Knie zu den Seiten sinken und dehne deinen Rücken in die Länge.

Ich bin ein Baum

Sprechvers

Ich bin ein Baum und ich ein Bär,
Yoga üben ist nicht schwer.

Ob Blume oder Schmetterling,
Yoga kann ein jedes Kind.

Die Biene summt, der Frosch, der springt,
ein kleiner Vogel piept und singt.

Ein großer Vogel fliegt hinauf,
Da fängt der Hahn zu krähen an,
so dass ihn jeder hören kann.

Die Katze schleicht im Haus umher,
sie findet keine Mäuse mehr.

Da schlürft sie Milch, die schmeckt ihr gut,
die macht sie stark und gibt ihr Mut.

Ein Löwe brüllt so laut er kann,
da schleicht sich auch ein Tiger an.

Der streckt die Beine, gähnt und lacht,
das hast du schon gut nachgemacht.

Spielvorschläge: *Mit diesem Sprechvers kannst du einige Yogastellungen üben. Führe einfach beim Sprechen die genannten Stellungen aus. Sie werden im Anschluss beschrieben.*

Mit einer Kindergruppe kann der Sprechvers gemeinsam geübt werden. Die Kinder stellen sich in einen Kreis. Der Sprechvers wird vorgelesen und ein Kind begibt sich dabei in die genannte Stellung. Im Uhrzeigersinn fahren die Kinder fort. Wird eine Yogastellung genannt, nimmt das nächste Kind die Position ein.

Wenn alle Kinder den Text sicher sprechen können und auch die Stellungen beherrschen, ist folgende Spielvariation möglich:

Spielvariation: *Die Kinder stehen im Kreis. Ein Kind beginnt mit dem Sprechen des Textes, führt dabei die genannte Stellung aus und spricht so lange weiter, bis die nächste Stellung genannt wird. Dann spricht das im Uhrzeigersinn folgende Kind weiter, indem es sich in die entsprechende Haltung begibt.*

Beschreibung der asanas

Yoga-Haltungen   Viele Yogastellungen sind den Tieren oder auch Pflanzen abgeschaut, manche Stellungen sind auch frei erfunden, einfach in Spielen entstanden.

Ich erlebe immer wieder, dass Kinder gerne neue Bewegungen erfinden oder die vorgegebenen erweitern und ergänzen, dass sie sich gerne in die Rollen der Tiere hinein versetzen und in Spielen und Träumen Fantasie und Kreativität entwickeln.

Einige Beispiele: **Vogel**
Vielleicht hast du dir schon einmal gewünscht wie ein Vogel durch die Luft zu fliegen und dir die Welt von oben anzuschauen. Die Yogaübung für den Vogel heißt vihangasana. Du kannst mit ihr deine Zehengrundgelenke und die Arm- und Beinmuskeln kräftigen und auch dein Gleichgewicht schulen.

Ausgangsstellung ist tadasana. Hebe, wenn du einatmest, deine Arme auf Schulterhöhe zu den Seiten und nimm sie so weit wie möglich nach hinten. Gleichzeitig stelle dich auf die Zehenspitzen.

Mit deiner Ausatmung führe die Arme vor den Körper, bis sich die Handflächen berühren, und stelle dabei die Füße an den Boden zurück. Wiederhole diese Bewegungen einige Male und stelle dir dabei vor, hoch in die Luft hinauf zu fliegen.

Jetzt schlüpfe in die Rolle eines kleinen Vogels.
Ausgangsstellung ist tadasana. Breite die Arme seitlich auf Schulterhöhe aus, lasse die Schultern sinken und beuge die Ellbogen ein, lege die Hände auf die Schultern, die Finger nach vorn, die Daumen nach hinten und bewege die Ellbogen auf und ab. Fühle dich wie ein kleiner Vogel, der mit den Flügeln flattert. Du kannst auch mit den Schultern vor und zurück kreisen. So kräftigt der kleine Vogel seine Flügel.

Adler

Die Adlerstellung heißt garudasana. Ausgangsstellung ist tadasana. Hebe deine Arme auf Schulterhöhe und dehne sie zu den Seiten. Drehe den Rumpf nach rechts, und achte dabei darauf, dass die Arme auf Schulterhöhe und in der Verlängerung der Schultern bleiben. Die linke Hüfte bewege entgegengesetzt nach links, so dass dein Becken nach vorn gerichtet bleibt. Drehe den Rumpf wieder nach vorn und dann zur anderen Seite. Wechsle die Seiten einige Male ab und fühle dich wie ein Adler, der hoch durch die Luft segelt. Es kann sein, das sich die Arme anfangs bei der Drehung des Rumpfes mitbewegen, senken oder heben. Achte immer wieder darauf, dass sie auf der Höhe deiner Schultern und auch in einer Linie mit den Schultern bleiben. Wenn du diese Stellung öfter übst, verbessert sich dein Körpergefühl und du kannst die Drehung bald mit geschlossenen Augen ausführen, ohne dass die Arme sich verändern.

Geier

Etwas schwieriger ist die Geierstellung, auch ranahadduasana genannt. Ausgangsstellung ist der Langsitz. Grätsche die Beine weit und richte den Rumpf gut auf. Lege deine Handflächen aneinander, dehne die Ellbogen nach außen und beuge den Rumpf mit gestreckter Wirbelsäule aus den Hüftgelenken heraus weit vor. Vielleicht kannst du die Unterarme vor dir an den Boden legen und das Kinn auf die Finger stützen. Achte aber darauf, dass sich dein Rücken nicht rundet und auch der Nacken lang bleibt. Übe ohne Ehrgeiz, wenn dir diese Stellung schwerfällt und beuge dich nur so weit vor, wie du den Rücken gerade halten kannst. Bist du aber besonders gelenkig und kommst mit Leichtigkeit in die Geierstellung, kannst du noch eine Schwierigkeit hinzu nehmen. Grätsche die Beine, richte dich gut auf und dehne die Wirbelsäule in die Länge. Führe die Arme nach hinten und verschränke die Finger ineinander. Nun neige den gedehnten Rumpf vor, bis die Stirn den Boden berührt. Die Arme richten sich dabei auf. Drehe die Handflächen nach oben und atme tief und gleichmäßig. Sicher merkst du dabei, dass diese Stellung deine Beine, besonders die Oberschenkel, und auch deinen Schultergürtel kräftigt.

Stehender Adler

Die Stellung des stehenden Adlers, auch garvdasana genannt, erfordert deine volle Aufmerksamkeit und schult dein Gleichgewicht. Ausgangsstellung ist tadasana. Verlagere dein Gewicht auf den linken Fuß, suche dir einen Punkt am Boden, auf den du deine Augen richtest, um leichter das Gleichgewicht halten zu können. Hebe den rechten Fuß vom Boden und drehe das rechte Bein von vorn um das linke, so dass möglichst der rechte Fußrücken an der linken Wade liegt und hier einen leichten Druck ausübt.

Um den Schnabel zu formen, hebe die Arme auf Schulterhöhe nach vorn. Stelle die Unterarme senkrecht zu den Oberarmen, die Handflächen schauen sich an. Nun kreuze die Arme so, dass der rechte Ellbogen in der linken Armbeuge liegt oder sogar darüber hinaus reicht. Führe die rechte Hand vor die linke und lege die

Handflächen ineinander. Dehne so die Arme von den Schultern weg und die Schultern nach hinten und außen. So kannst du deine Schulter-, Arm- und Handgelenke kräftigen und natürlich auch die Füße und Beine. Mache die Übung auf dem andern Bein und kreuze dann den linken vor den rechten Arm.

Ist diese Haltung noch zu schwierig für dich, vereinfache sie:
Führe die Stellung der Beine aus und lege vor deinem Körper die Handflächen aneinander. Führe die aneinander gelegten Hände an die rechte oder linke Wange und stelle dir vor, als Adler auf einem Bein zu träumen. Wenn dir auch die Beinstellung zu schwer fällt, stelle einfach den rechten Fuß auf den linken und lasse die Ferse das Schienbein berühren. So kannst du üben, dein Gleichgewicht zu halten. Übe auch auf dem anderen Bein und vielleicht nimmst du später die anderen Schwierigkeiten hinzu.

Baum

Eine andere Gleichgewichtshaltung ist der Baum und heißt vrksasana. Ausgangsstellung ist tadasana. Suche dir einen Punkt am Boden, auf den du schaust, um besser das Gleichgewicht zu halten. Verlagere das Gewicht deines Körpers auf den linken Fuß, beuge das rechte Knie und richte es zur rechten Seite, stelle die rechte Fußsohle an die Innenseite des linken Beines und drücke sie leicht an. Mit dem linken Bein erwidere den Druck. Das kann dir die nötige Stabilität und Sicherheit geben, eine Weile auf einem Bein zu stehen. Bist du anfangs noch wackelig, stelle die Fußsohle an die Innenseite des linken Fußes, so dass die rechte große Zehe den Boden berührt. Hebe deine Arme langsam seitwärts über den Kopf und lege die Handflächen aneinander. Lass dabei die Schultern sinken und deinen Atem langsam und gleichmäßig fließen. Dann übe den Baum auf dem rechten Bein.

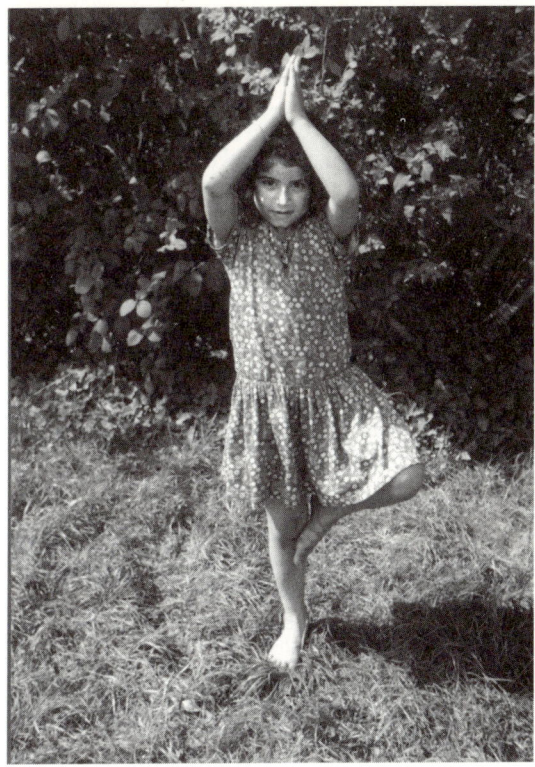

Baumstellung –
vrksasana

Eine einfache **Spatz**
Übung: *Ausgangsstellung ist die Hockstellung. Lege die Hände auf die Knie
und hüpfe in Hocke bleibend hin und her.*

Vogelgeschichte
*Höre die Geschichte an und immer wenn ein Vogel oder ein anderer
Begriff genannt wird, begib dich in die entsprechende Stellung. Du
kannst dabei deinen Körper kräftigen und deine Konzentration und
Aufmerksamkeit schulen.*

Wir gehen spazieren. Im Park gibt es hohe **Bäume**.
Auf einer Wiese hüpfen **Spatzen** lustig umher.
Ein großer **Vogel** fliegt zu einem hohen Baum.
Dort sitzen im Nest die kleinen **Vogelkinder**.
Sie flattern aufgeregt mit den Flügeln und sperren ihre Schnäbel auf.
Die **Vogelmutter** füttert sie und fliegt wieder fort, um noch mehr Futter zu suchen.
Sie trifft einen **Adler**, der durch die Luft segelt.
Er bewegt seine Flügel kaum und schaut sich die Welt von oben an.
Ein **Geier** sitzt auf einem Ast und schaut sich um.
Er sucht ein krankes oder totes Tier, da er Hunger hat.
Da fallen ihm vor Müdigkeit die Augen zu und er schläft ein.
Die **Vogelmutter** bringt wieder Futter zum Nest
und die kleinen **Vögel** flattern mit den Flügeln, denn sie sind immer noch nicht satt.
Die **Vogelmutter** fliegt zum See.
Da stehen **Adler** und träumen vor sich hin.
Die **Vogelmutter** holt sich ein paar Würmer, kaut sie klein und fliegt zum Nest, um ihre kleinen **Vogelkinder** zu füttern.
Die flattern immer noch aufgeregt mit den Flügeln.
Als sie endlich satt sind, kuscheln sie sich ins Nest und schlafen auch bald ein.
Die **Vogelmutter** wärmt sie und sie träumen einen schönen Vogeltraum.

Entspannung   *Mach es dir bequem und stell dir vor, du bist ein kleiner Vogel im Nest. Es ist mollig warm. Du spürst die Wärme der Vogelmutter, du spürst ihren Atem und wirst immer ruhiger und entspannter.*

Du träumst, dass du fliegen kannst, hoch in die Luft.
Du kannst schnell fliegen, aber auch ganz langsam.
Du kannst immer höher aufsteigen und auch wieder hinabgleiten, im Kreis fliegen, nach rechts und links, wie es dir gefällt.
Du schaust dir die Welt von oben an.
Wenn du einen Platz siehst, an dem du jetzt gern sein möchtest, dann fliege hinunter und genieße diesen schönen Platz.

Nach einer Weile werde ich langsam bis 10 zählen und dich so aus der Traumwelt zurückholen. Ab 6 kannst du mitzählen und bei 10 wieder richtig aufwachen, dich rekeln, strecken und aufrichten.
Wer möchte, kann das Traumerlebnis erzählen oder malen.

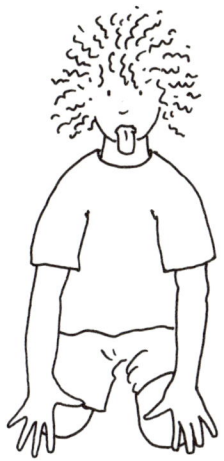

Löwe

Der Löwe wird auch König der Tiere genannt, weil er stark und kräftig ist. Er lebt in Gruppen. So eine Löwengruppe besteht normalerweise aus bis zu drei Löwenmännchen, 15 Löwenweibchen und ihren Löwenkindern. Die Yogastellung für den Löwen heißt simhasana. Du kannst dich in ihr entspannen, Wut hinausbrüllen. Gleichzeitig kräftigst du deine Gesichts-, Kinn- und Halsmuskeln und die Stimmbänder. Ausgangsstellung ist der Fersensitz. Nimm die Knie leicht auseinander und richte deinen Körper gut auf. Strecke die Arme vor, spreize die Finger auseinander, reiße die Augen und den Mund weit auf, strecke die Zunge heraus und brülle wie ein Löwe.

Löwengebrüll
Ein Spiel mit Entspannung.

Vorbereitung: *Musik, z. B. Land of Merlin, Jon Mark und Erzählball bereitlegen.*

Setzt euch in den Kreis und nehmt die Löwenstellung ein. Brüllt so laut wie die Löwenväter, dann wie die Löwenmütter und dann wie die kleinen Löwenkinder.

Von diesem Gebrüll schrecken die Löwenjäger auf, nehmen Pfeil und Bogen zur Hand und begeben sich auf die Löwenjagd.

Ihr wollt doch nicht erschossen werden. Sucht euch alle ein gutes Versteck und seid leise. Niemand soll euch hören. Die Jäger kehren gleich wieder um, denn sie hören keinen Löwen mehr. Ganz still ist es plötzlich geworden. So braucht ihr keine Angst zu haben. Ihr könnt es euch bequem in eurem Versteck machen, die Augen schließen und einen Löwentraum träumen. Was möchtet ihr gern erleben? Ihr habt jetzt drei Minuten Zeit. Ich werde euch mit leiser Musik aus dem Löwentraum wecken.

Nach drei Minuten leise Musik anstellen, die Kinder rekeln sich wach und können anschließend ihre Träume erzählen. Ein Erzählball, der herumgereicht wird, kann ermutigend wirken. Wer seinen Traum nicht erzählen möchte, reicht den Ball dem Nachbarkind weiter.

Der Tiger

Der Tiger ist eine große, starke Katze. Im Gegensatz zum Löwen lebt er meist als Einzelgänger. Nachts geht er auf die Jagd. Leider gibt es immer weniger Tiger. Die meisten Tiger leben in Indien, in dem Land, wo auch die Yogaübungen entstanden sind.

Tiger bewegen sich leicht und geschmeidig und können weit springen.

Die Yogaübung für den Tigersprung heißt prasarita padottanasana. Sie tut deinem Kreislauf gut, kräftigt die Innenseiten der Beine, Schultern, Arme und Hände und fördert die Durchblutung des Bauchraumes. Ausgangsstellung ist der aufrechte Stand tadasana. Grätsche die Beine, drücke die Fußsohlen fest an den Boden und richte die Zehen nach vorn, so spürst du, wie deine Beine kräftig und stark werden. Nimm deine Arme zu den Seiten auf die Höhe deiner Schultern und beuge dich aus den Hüftgelenken mit geradem Rücken vor, bis dein Oberkörper parallel zum Boden gerichtet ist. Lass die Beine gestreckt, wenn du nun deine Hände in Schulterbreite auf den Boden setzt und dehne den Rücken und den Nacken in die Länge. Fühle dich wie ein Tiger, der gleich losspringen möchte.

Wenn du möchtest, springe mit Tigergebrüll weit nach vorn. Dazu komme in die Hocke, stelle die Füße nebeneinander, lass den Po auf die Fersen sinken, schwinge deine Arme weit nach hinten und hole den Schwung, den du brauchst, um nach vorn zu springen.

Tigersprung mit Klangschale

Übung zur Kräftigung der Muskulatur und zur Konzentrationsför-
derung.

Vorbereitung: *Klangschale oder Trommel bereitlegen.*

Stellt euch aufrecht in den Kreis und achtet darauf, dass ihr die
Arme ausbreiten könnt. Schließt die Augen und stellt euch die Ti-
gersprunghaltung vor, geht in Gedanken langsam, Schritt für
Schritt, in die Stellung hinein.

Jetzt öffnet die Augen und achtet auf den Ton der Klangschale.

Beim ersten Ton richtet ihr euch noch einmal richtig auf.

Beim zweiten Ton grätscht die Beine.

Beim dritten Ton breitet die Arme auf Schulterhöhe aus.

Beim vierten Ton beugt euch mit geradem Rücken vor.

Beim fünften Ton setzt die Hände schulterbreit auf den Boden,
streckt den Rücken.

Beim sechsten Ton geht in die Hocke.

Beim siebten Ton schwingt die Arme zurück und springt weit.

Diese Übung kann zur Schulung von Konzentration und Achtsamkeit
auch mit anderen Haltungen gemeinsam ausgeführt werden.

Entspannung   Vom vielen Springen ist der Tiger müde geworden. Er legt sich an
einen gemütlichen Platz und ruht sich aus.

Vielleicht träumt er von vielen kleinen Katzen, wie sie spielen,
schnurren, klettern und Milch trinken.

Stell dir eine Katzenbewegung vor, die du gerne machen möchtest.

Nach zwei bis drei Minuten wachen die Tiger wieder auf, strecken und rekeln sich und wer möchte, führt seine vorgestellte Katzenbewegung aus.

Beispiele für Katzenbewegungen

Im Vierfüßlerstand den Rücken abwechselnd in die Länge dehnen und runden, indem das Gesäß auf die Fersen und die Stirn zum Boden kommen. In die Dehnung kommst du dann wieder, indem du zuerst nur den Kopf hebst, dabei den Nacken und den Rücken streckst und dich dann wieder in den Vierfüßlerstand bewegst.

Vierfüßlerrückgratdehnung

Ausgangsstellung ist der Vierfüßlerstand. Dehne deine Wirbelsäule in die Länge, halte auch den Nacken gestreckt und schaue vor dir auf den Boden. Hebe den rechten Arm und das linke Bein gleichzeitig gestreckt auf die Höhe deines Rumpfes. Dehne dich so diagonal in die Länge. Dann bringe die rechte Handfläche und das linke Knie wieder zum Boden und wiederhole die Übung mit dem linken Arm und rechten Bein.

Du kannst auch aus dem Vierfüßlerstand ein Bein in Verlängerung deines Rumpfes ausstrecken, den Nacken dehnen und dann das Knie und den Rücken beugen und die Stirn und das Knie zusammenführen.

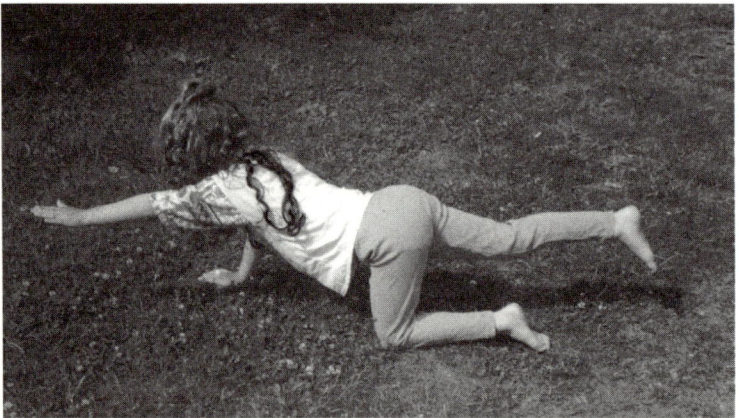

Vierfüßlerrückgratdehnung – Tiger (Karneval im Zauberwald)

Eine Bewegung aus der Blattstellung:

Strecke die Arme weit nach vorn und drücke die Handflächen an den Boden. Hebe den Kopf in Verlängerung deiner Wirbelsäule und gib viel Gewicht auf die Hände. Dehne die Ellbogen zu den Seiten, wandere mit der Nasenspitze dicht über dem Boden entlang bis sie zwischen den Händen ankommt. Dabei hebt sich der Po von den Fersen und der Oberkörper von den Oberschenkeln. Drücke dich wieder hoch in den Vierfüßlerstand, halte die Arme gestreckt und lass den Po an die Fersen sinken um die Übung einige Male zu wiederholen.

Zum Schluss ruhe dich in der Blattstellung aus. Die Blattstellung ist übrigens auch die Übung für die Maus.

Bär

Ausgangsstellung ist der Vierfüßlerstand. Stelle deine Zehen an den Boden, drücke die Handflächen, besonders die Handballen an den Boden und strecke die Beine. Lass die Arme und Beine durchgestreckt, wenn du dich jetzt vorwärts bewegst. Löse den linken Fuß und die rechte Hand vom Boden, bewege sie nach vorn und setze sie wieder auf. Mache das gleich mit dem rechten Fuß und der linken Hand.

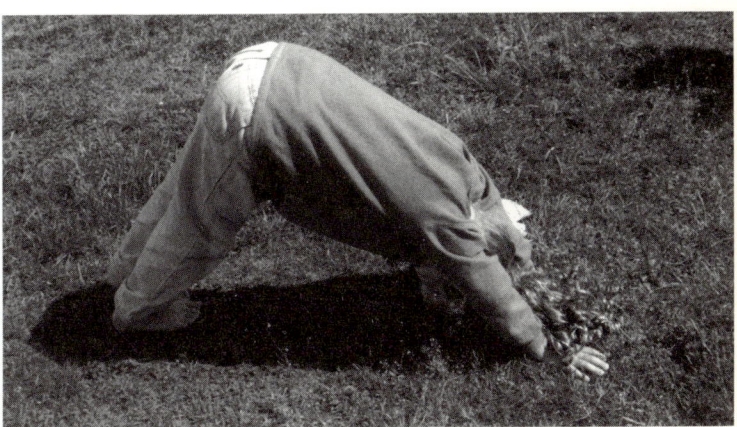

Bär

Wenn du Lust hast, tappse auf diese Weise nach vorn, zurück und auch mal zu den Seiten. Vielleicht kannst du dich auch im Kreis drehen, ohne die Knie und Ellbogen einzubeugen. Stelle dir vor, du bist ein dicker, brauner Bär mit einem zotteligen Fell.

Hahn

Ausgangsstellung ist tadasana. Hebe deine Arme zu den Seiten auf Schulterhöhe und klappe die Hände aus den Handgelenken heraus nach unten. Stelle dich auf deine Zehenspitzen und stelle dir vor, als Hahn auf einem Misthaufen oder einer Mauer zu stehen. Wenn du willst kannst du auch laut krähen. Dabei kannst du auch eine Bewegung mit den Armen und Füßen ausführen.

Senke die Arme zu den Seiten und stelle dich wieder auf die Fußsohlen. Dann hebe die Arme auf Schulterhöhe, klappe die Hände nach unten und stelle dich gleichzeitig auf die Zehenspitzen. Dabei atme ein oder krähe laut. Senke die Arme und stelle die Füße wieder fest an den Boden zurück, und atme dabei aus oder verschnaufe vom lauten Krähen. Wechsele die beiden Bewegungen einige Male ab. So kannst du dein Gleichgewicht schulen und Fuß-, Hand- und Zehengelenke kräftigen.

Frosch

Die Übung für den Frosch wird auch mandukasana genannt. Ausgangsstellung für eine kindgemäße Variation ist tadasana.

Stelle deine Fersen aneinander und richte die Fußspitzen zu den Seiten. Hebe deine Arme seitlich über den Kopf und lege hier die Handflächen aneinander. Dann beuge die Knie ein, komme in eine Hockstellung, in der die Knie nach außen weisen. Beuge die Ellbogen ein und führe die aneinander gelegten Hände vor dein Brustbein. Das ist der sitzende Frosch. Strecke dich, indem du dich hochdrückst, wieder auf den Fußsohlen stehst und gleichzeitig deine Arme wieder über den Kopf streckst. Die Handflächen bleiben aneinander und auch die Fersen berühren sich. Dabei kannst du auch quaken wie ein Frosch und die Bewegungen einige Male abwechseln. Mal bist du ein sitzender, mal ein gestreckter Frosch. Die Übung kräftigt besonders deine Beine und schult den Gleichgewichtssinn.

Ältere Kinder können die Bewegungen auch mit dem Atem koordinieren: Ausatmen im sitzenden Frosch und während der Streckung einatmen.

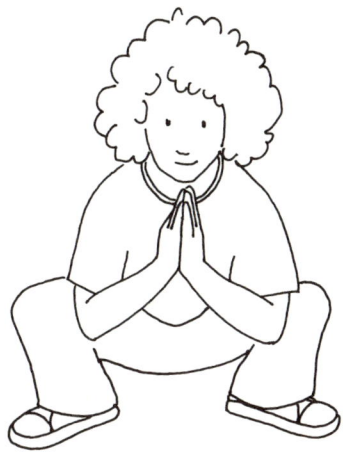

Die Übung des sitzenden Frosches:

Ausgangsstellung ist der Fersensitz. Bewege die Knie weit zu den Seiten, die großen Zehen berühren sich, die Fußrücken sind am Boden, der Rücken ist aufgerichtet und der Po auf den Fersen. Hebe deine Arme und beuge dich weit aus den Hüftgelenken heraus mit geradem Rücken vor. Setze die Hände vor dir an den Boden, strecke den Rücken noch einmal. Dann gleite mit den Händen nach vorn bis die Arme in der Verlängerung des Körpers gestreckt sind, lasse deinen Körper immer mehr zum Boden kommen, bis die Stirn aufliegt.

Hase

Die Stellung des Hasen wird auch shashankasana genannt. Ausgangsstellung ist der Fersensitz.

Verschränke deine Hände am Rücken ineinander und lass sie hier locker hängen. Bewege deinen Oberkörper mit geradem Rücken nach vorn, bis die Stirn vor den Knien den Boden berührt. Dabei richten sich die Arme nach oben. Rolle den Kopf von der Stirn bis zum Scheitelpunkt, dabei löst sich dein Po von den Fersen und die Oberschenkel kommen in eine Senkrechte zu den Unterschenkeln. Strecke die Arme und drehe die Handflächen nach oben. In dieser Stellung wird dein Kopf gut durchblutet und die Schultern und Arme gekräftigt.

Biene

Ausgangsstellung ist tadasana.

Beuge die Knie ein und achte darauf, dass sie nicht zusammenkommen, sondern den Abstand deiner Hüftgelenke behalten. Beuge gleichzeitig den Oberkörper aus den Hüftgelenken heraus vor und lege den Brustkorb auf den Oberschenkeln ab. Die Fußsohlen bleiben fest am Boden, die Oberschenkel parallel zueinander und können auch eine Parallele zum Boden bilden. Breite die Arme seitlich auf Schulterhöhe aus, schüttle deine Hände aus den Handgelenken heraus und summe wie eine Biene. Du kräftigst mit dieser Haltung Beine, Arme und den Rücken. Auch der Bauch wird gut durchblutet.

Schmetterling

Die Schmetterlingshaltung wird auch baddha konasana genannt. Du übst mit dieser Stellung aufrechtes Sitzen, dehnst die Hüften und Leisten und kräftigst die Muskeln der Oberschenkel. Ausgangsstellung ist der Langsitz.

Ziehe die Füße dicht zum Körper, lege die Fußsohlen aneinander und lasse die Knie zum Boden sinken. Fasse mit den Händen die Füße oder Fußgelenke und richte den Oberkörper auf. Hebe deinen Brustkorb, dann spürst du, wie du tiefer atmen kannst. Nun bewege die Knie locker auf und ab und stelle dir dabei die flatternden Bewegungen der Schmetterlingsflügel vor.

Eine Variation ist der Schmetterling aus der Rückenlage. Winkle deine Knie an und stelle die Füße an den Boden, dicht zum Körper und im Abstand der Hüftgelenke. Nimm die Arme senkrecht nach oben und lege die Handflächen aneinander. Atme so tief aus und breite, wenn du wieder einatmest, die Arme seitlich auf Schulterhöhe aus. Gleichzeitig lasse die Knie zu den Seiten herunter und bringe die Fußsohlen zusammen. Wechsle diese Bewegungen einige Male ab und fühle dich wie ein Schmetterling, der die Flügel ausbreitet und wieder zusammenfaltet.

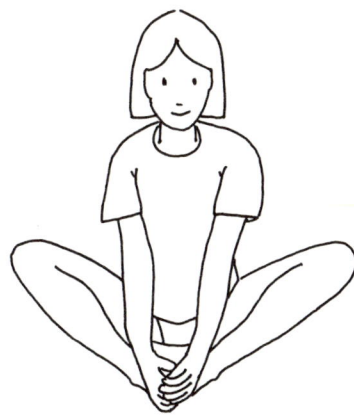

Blume
Ausgangsstellung ist der Lotossitz oder ein aufrechter Sitz mit gekreuzten Beinen.

Lege deine Handflächen vor dem Brustbein aneinander und dehne die Ellbogen zu den Seiten. Achte darauf, dass deine Schultern sinken und nach hinten und außen streben. Drücke bewusst die Handflächen aneinander und führe dabei die Arme über den Kopf. Stell dir vor, dass deine Hände und Arme jetzt eine Knospe bilden. Spüre über den Druck der Handflächen aneinander die

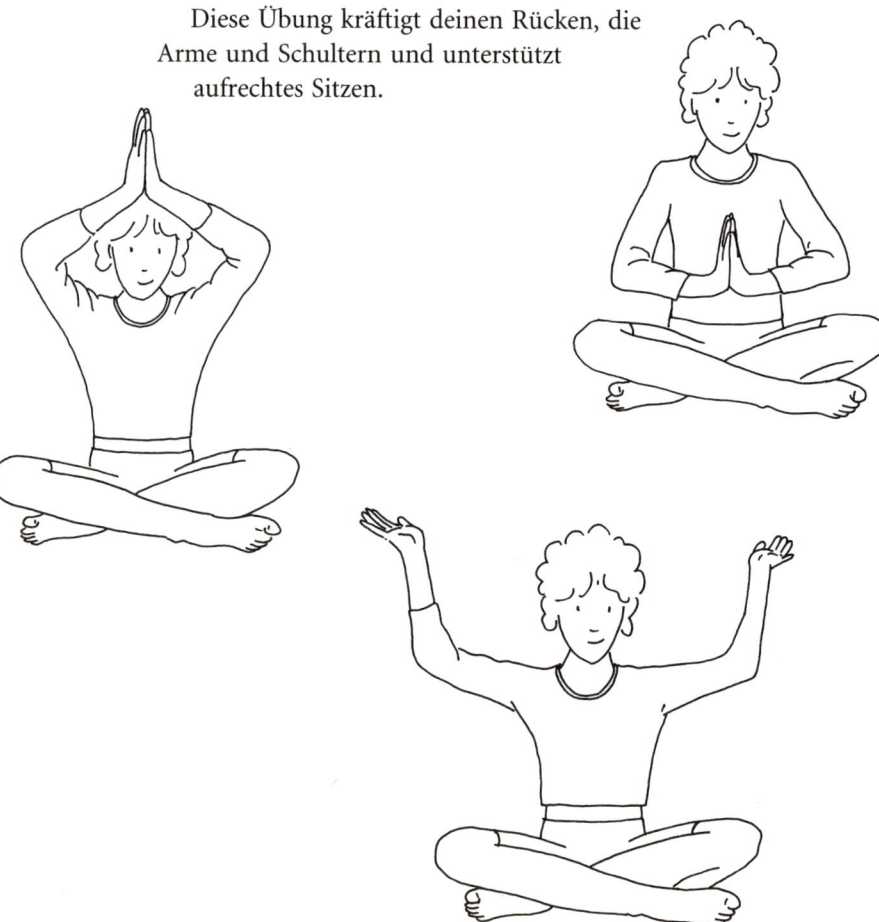

Kraft, die in der Knospe schlummert. Dann öffne die Arme zu den Seiten, bringe die Oberarme in die Verlängerung deiner Schultern, richte die Unterarme senkrecht zu den Oberarmen auf und richte die Handflächen nach oben. Fühle dich wie eine wunderschöne Blume, die leuchtet und duftet.

Wenn du die Übung wiederholst, kannst du dir auch eine andere Blütenform ausdenken und diese mit den Armen und Händen formen.

Diese Übung kräftigt deinen Rücken, die Arme und Schultern und unterstützt aufrechtes Sitzen.

Kobra

Diese Übung wird auch bhujangasana genannt. Ausgangsstellung ist die Bauchlage.

Lege die Stirn an den Boden, strecke deinen Nacken und setze deine Handflächen in Brusthöhe auf. Richte den Oberkörper mit langem Nacken auf und nutze dazu die Kraft deiner Rückenmuskeln. Auf den Händen lastet so wenig Gewicht wie möglich. Die Ellbogen weisen nach hinten und die Schultern dehnen sich nach außen. Atme ruhig und tief.

Du kannst auch die Zunge herausstrecken und zischen wie eine Schlange.

In dieser Übung weitet sich dein Brustkorb, so dass du tiefer atmen kannst. Deine Rückenmuskeln werden gekräftigt, die Verdauung angeregt und die Nerven können sich beruhigen.

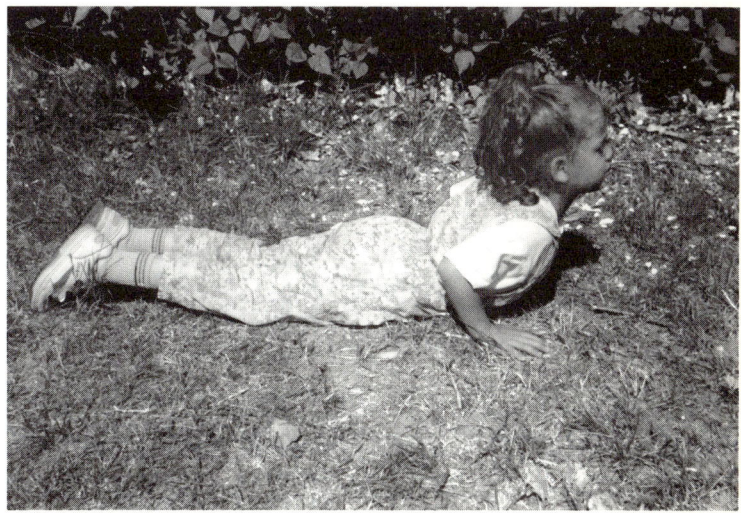

Kobra im Zauberwald

Storch

Ausgangsstellung ist tadasana.

Breite die Arme seitlich auf Schulterhöhe aus und dehne sie über die Fingerspitzen zu den Seiten. Hebe das rechte Bein gestreckt nach vorn, möglichst parallel zum Boden. Dabei kannst du tief einatmen. Dann beuge das rechte Knie und führe die Arme gestreckt auf Schulterhöhe nach vorn, bis sich die Handflächen berühren. Atme dabei aus. Lasse den Einatem einströmen, wenn du die Arme wieder ausbreitest und das Bein nach vorn streckst. Senke die Arme und stelle die Fußsohlen ausatmend auf den Boden zurück. Dabei kannst du dir vorstellen wie ein Storch über die Wiese zu schreiten.

Du lernst bei dieser Übung das Gleichgewicht zu halten, deine Bewegungen zu koordinieren, d. h. aufeinander abzustimmen, und kräftigst Arme und Beine.

Kamel

Die Kamelstellung wird auch ustrasana genannt und ist nicht ganz einfach. Besonders wenn du ein Hohlkreuz hast, musst du vorsichtig üben. Ziehe den Bauch leicht ein und spanne die Pomuskeln etwas an, wenn du in die Rückbeuge gehst. Ausgangsstellung ist der Kniestand.

Führe die Arme nach hinten und verschränke die Finger ineinander. Achte darauf, dass die Oberschenkel senkrecht zum Boden gerichtet bleiben, wenn du deine Hände und Arme hebst und nach hinten dehnst und dabei die Brustwirbelsäule in eine Rückbeuge kommen lässt. Vergiss nicht den Bauch einzuziehen. Kannst du dich auf diese Weise weit zurückdehnen, löse die Hände und fasse deine Fersen und stütze dich mit den Händen ab, dass dein Brustkorb noch weiter werden kann. Achte aber darauf, dass die Oberschenkel senkrecht bleiben.

Diese Übung stärkt die Rückenmuskeln, kräftigt Oberschenkel, Arme und Handgelenke und weitet den Brustkorb, so dass der Atem tiefer einströmen kann.

Schildkröte

Die Stellung der Schildkröte wird auch kurmasana genannt. Du kannst mit ihr die Hüftgelenke aktivieren und die Schultern kräftigen. Ausgangsstellung ist der Langsitz.

Stelle die Füße auf und winkle die Knie leicht an. Richte deinen Rücken auf, lasse die Schultern sinken und beuge dich aus den Hüftgelenken heraus weit vor. Strecke auch die Arme nach vorn und schiebe sie von innen unter die Oberschenkel, dabei kommen die Unterarme und die Handrücken zum Boden. Der Kopf strebt zum Boden. Vielleicht gelingt es dir sogar, den Kopf am Boden aufzusetzen. Nun gleite mit den Fersen so weit wie möglich nach vorn. Fühle dich wie eine Schildkröte, die sich jeder Zeit in ihr Haus zurück ziehen kann.

Schnecke

Ausgangsstellung ist yoga mudra.

Setze deine Fingerkuppen außen neben deinen Knien an den Boden, hebe deinen Kopf, indem du den Hinterkopf hochdrückst. Der Nacken soll nämlich lang und gestreckt sein. Nun stell dir vor,

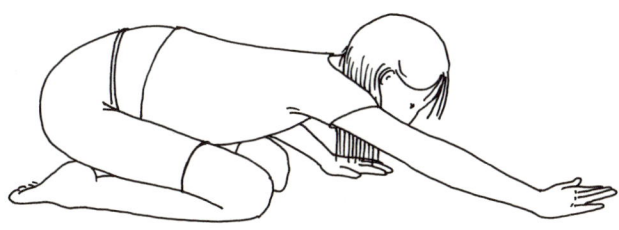

du bist eine Schnecke im Schneckenhaus und streckst abwechselnd die Fühler aus. Drücke die Fingerkuppen der linken Hand fest an den Boden und atme dabei aus. Einatmend hebe den rechten Arm in der Verlängerung deines Oberkörpers und dehne ihn nach vorn. Wenn du ausatmest, nimm die Dehnung zurück, setze die rechten Fingerkuppen an der Außenseite des rechten Knies an den Boden, drücke sie an und dehne nun einatmend den linken Arm nach vorn. Wechsle die Arme einige Male ab und du merkst, wie deine Schultern kräftiger werden.

Hund

Diese Stellung hat einen ganz schwierigen, indischen Namen. Sie heißt adho mukha svanasana. Sie dehnt die Rückseite deines Körpers, kräftigt Arme und Beine und sorgt für eine gute Durchblutung des Kopfes und des Oberkörpers.
Ausgangsstellung ist der Vierfüßlerstand.

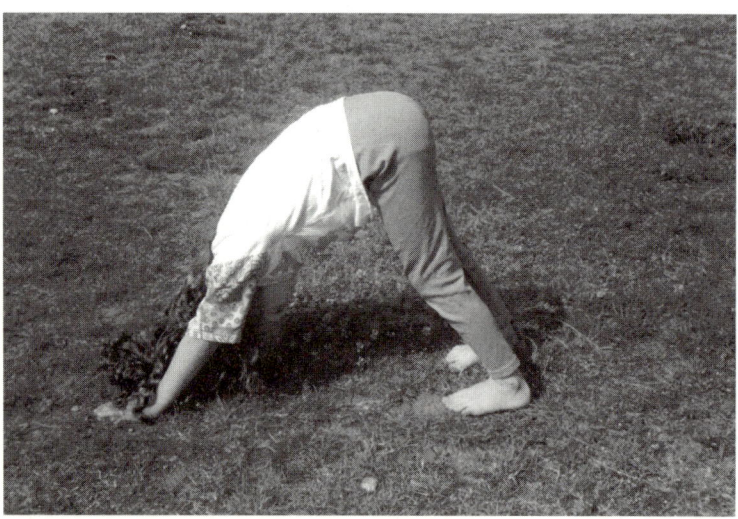

Hund

Der Rücken ist gerade und parallel zum Boden gerichtet. Spreize deine Finger und richte sie nach vorn aus. Drücke die Handflächen fest an den Boden, stelle die Zehen auf und dehne deinen Po nach hinten und oben. Strecke die Arme und Beine so gut es geht, dehne den Rücken und lasse das Brustbein nach vorn und unten sinken. Lasse auch den Kopf sinken und schaue zu deinem Bauchnabel.

Fisch

Die Stellung des Fisches wird auch matsyasana genannt und du kannst in ihr deinen Brustkorb weit werden lassen, tiefer atmen und so dem ganzen Körper frische Kraft geben. Ausgangsstellung ist die Rückenlage.

Grätsche leicht deine Beine, führe die Arme unter den Körper, dass die Handrücken unter den Oberschenkeln liegen. Spanne die Bauch- und Pomuskeln etwas an und drücke die Ellbogen fest an den Boden. Hebe dabei den Oberkörper hoch und lasse den Kopf zum Boden sinken, ohne dass der Brustkorb einsinkt. Wenn du dich so gut halten kannst, löse die Hände und lege sie vor dem Brustbein aneinander. Atme tief in die Weite deines Brustkorbs.

Ist es dir möglich im Lotussitz zu sitzen, kannst du ihn als Ausgangsstellung für die Fischübung nehmen. Setze dich dann aufrecht in den Lotussitz, lege die Hände unter den Po, die Handflächen sind am Boden und lasse dich langsam auf die Ellbogen und Unterarme herunter. Dabei wölbe den Brustkorb nach oben und lasse den Kopf zum Boden sinken. Auch die Knie sollten am Boden bleiben. Nur wenn du dich so gut halten kannst und den Kopf nicht zu stark belastest, lege die Handflächen vor deinem Brustbein aneinander und mache einige tiefe Atemzüge.

Sonne

Dies ist eine Übung zur Dehnung des Körpers. Ausgangsstellung ist tadasana.

Grätsche die Beine, lasse aber die Zehen nach vorn gerichtet und drücke bewusst die ganze Fußsohle fest an den Boden. Hebe die Arme seitlich und führe sie nach oben. Der rechte Arm bildet eine diagonale Verlängerungslinie zum linken Bein und der linke Arm bildet eine diagonale Verlängerung zum rechten Bein. Dehne die Fingerspitzen nach oben, die Schultern lasse noch einmal bewusst dabei sinken, spüre ob die Füße noch fest am Boden stehen und dehne die Wirbelsäule in die Länge. Dehne dich über deinen Scheitelpunkt nach oben und mit dem unteren Teil der Wirbelsäule nach unten.

Mond

Die Übung des Mondes wird auch ardha candrasana genannt. Du bildest mit deinem Körper einen Halbmond, dehnst ihn dabei und kräftigst die Körperseiten und die Schultern. Ausgangsstellung ist tadasana.

Hebe die Arme seitlich hoch über den Kopf, verhake die Daumen ineinander und dehne sie mit den Fingerspitzen nach oben. Senke die Schultern, drücke die Füße fest an den Boden und neige den Oberkörper nach rechts. Achte darauf, dass die Arme gestreckt und möglichst neben den Ohren bleiben. Richte dich wieder auf und neige dich zur anderen Seite.

Stern

Ausgangsstellung ist der Kniestand.

Stelle den rechten Fuß seitlich, so dass die Zehen auf einer Linie mit dem Knie sind und nach vorn weisen. Das Bein ist gestreckt, der Fuß fest am Boden. Richte den Oberkörper auf und breite die Arme seitlich auf Schulterhöhe aus. Neige deinen Rumpf zur linken Seite, bis die Finger an der Außenseite des linken Knies den Boden berühren. Der rechte Arm richtet sich dabei nach oben. Stütze die Fingerkuppen der linken Hand auf den Boden, dehne die Finger der rechten Hand nach oben und drehe die Handfläche so auf, dass du hineinschauen kannst, wenn du den Kopf zur rechten Seite bewegst. Mache dann die Übung zur anderen Seite.

Du kannst mit dieser Übung den Brustkorb weiten und so die Atmung verbessern, deine Wirbelsäule beweglich halten und Arme, Beine und Hüften kräftigen.

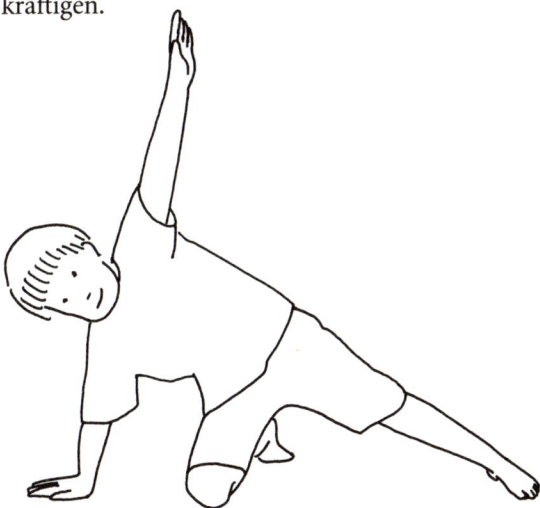

Kerze

Diese Übung wird auch viparitak asani oder sarvangasana genannt.

In der Rückenlage stelle die Füße im Abstand der Hüftgelenke an den Boden. Drücke deine Fingerkuppen an den Boden und bewege die Knie über die Stirn. Dabei lösen sich der Po und der untere Rücken vom Boden. Lege die Hände zum Abstützen an den unteren Rücken und strecke die Beine nach oben.

Diese Übung regt den ganzen Körper an und entspannt ihn auch, wenn du die Übung öfter geübt hast und sie leicht halten kannst. Der Kopf, die Wirbelsäule und das Becken werden gut durchblutet und die Muskeln des Rückens, der Beine, des Nackens und des Bauches werden kräftiger.

Gehe immer langsam in die Stellung und langsam auch wieder aus der Stellung.

5 Übungen zu Yogastellungen

Heute wollen wir lustig sein

*Nach der Melodie
„Fuchs du hast die
Gans gestohlen"*

Heute wollen wir lustig sein und drehn uns rundherum, und drehn uns rundherum. Wir hüpfen jetzt auf einem Bein und fallen gar nicht um.

Heute wollen wir lustig sein …
Wir stehen wie ein Baum so still und fallen gar nicht um.
Wir hüpfen wie ein Frosch umher und fallen …
Wir fliegen wie ein Vogel nun und fallen …
Wir tapsen wie ein Bär umher …
Wir summen wie die Biene heut …
Wir flattern wie ein Schmetterling …
Wir duften wie die Blumen gut …
Wir strahlen wie die Sonne hell …
Wir leuchten wie der Mond heut Nacht …
Wir blinken wie ein Stern so klar …

Jedes Kind denkt sich eine Yogastellung aus. Nacheinander benennen sie die Stellung zu Beginn jeder Strophe.

Spielvariation:

Die Kinder fassen sich an den Händen und tanzen im Kreis, während sie das Lied singen. Zum Schluss jeder Strophe nehmen alle die entsprechende Stellung ein.

Der Bär ist krank

Sprechvers *Die Kinder stehen im Kreis. Ein Kind spielt den Bären und legt sich in die Mitte. Die anderen Kinder führen die genannten Stellungen aus und sprechen zunehmend auch den Text selbstständig.*

Der Sprechvers kann auch mit verteilten Rollen gespielt werden, so dass immer nur ein Kind die Stellung ausführt, während die anderen Kinder sprechen.

Spielvariation: *Die Kinder werden in zwei Gruppen aufgeteilt, eine Gruppe spricht den Text, die andere Gruppe geht in die entsprechenden Haltungen.*

Im Zauberwald der Bär ist krank,
Liegt hier am Baum auf einer Bank,
deckt sich mit Zauberblättern zu
und sagt: „Lasst mich heut' mal in Ruh'."

Der Baum gibt Schatten, Kraft und Mut,
das tut dem Bären schon ganz gut.

Der Vogel bringt ihm frische Luft,
die Blume süßen Blütenduft.
Der Löwe brüllt und sagt: „Schau her,
so kriegst du keinen Schnupfen mehr,
dir tut der Hals auch nicht mehr weh,
hier hast du einen heißen Tee.

Da kommt die Biene summt und lacht,
sie hat den Honig mitgebracht.

Der Frosch quakt seinen schönsten Ton,
da rekelt sich der Bär ja schon.

Der Schmetterling schickt einen Traum
zur Bärenbank unter dem Baum.

Er schickt die Farben leuchtend bunt,
der Bär steht auf und ist gesund.

Er läuft noch etwas wackelig,
da sagt der Hahn: „Ich stütze dich.
Schau dir nur meine Flügel an
und hör, wie laut ich krähen kann."

Nun geht's dem Bären wieder gut,
wie wohl doch so viel Hilfe tut.

Spielvariation mit Flaschendrehen

Ein Kind spielt den Bären und sitzt in der Kreismitte mit einer Flasche. Es sagt: „Heute fühle ich mich gar nicht wohl, wer kann mir helfen?" Dabei dreht es die Flasche am Boden. Alle warten gespannt, auf wen der Flaschenhals gerichtet ist, wenn die Flasche zur Ruhe kommt. Dieses Kind führt dann eine Yogastellung aus, die der Bär benennt und selbst nachstellt und es darf anschließend den Bären spielen und die Flasche drehen.

Ich bin ein kleiner Frosch

Dieses Lied kann nach der Melodie „Ich bin ein Musikant" gesungen werden. Die Kinder führen während des Singens die entsprechenden Übungen aus.

Ich bin ein kleiner Frosch und hüpfe durch das Land,
Ich bin ein kleiner Frosch und hüpfe durch das Land.
Ich kann quaken, so laut quaken,
Quak quak quak quak.

Ich bin ein dicker Bär und tapse durch das Land.
Ich kann brummen, so laut brummen,
brumm brumm brumm brumm.

Ich bin ein großer Vogel und fliege durch die Luft,
flieg' immer höher, flieg' immer weiter,
schau' mir die Welt von oben an und segle durch die Luft.

Ich bin die kleine Biene und suche schöne Blumen.
Ich trinke Nektar, süßen, leckeren Nektar,
summ summ summ summm.

Ich bin die schöne Blume und blühe heute auf.
Meine Blüte leuchtet, leuchtet, leuchtet,
und wenn ich keine Lust mehr hab,
dann falte ich mich ein.

Ich bin ein bunter Schmetterling und flattere hin und her.
Die Flügel flattern, flattern, flattern,
mal auf, mal ab, mal auf, mal ab,
das macht mir großen Spaß.

Ich bin ein weißer Storch und steh' auf einem Bein.
Ich kann auch fliegen und Frösche kriegen,
klapp klapp schnapp schnapp.

Ich bin ein stiller Baum und stehe hier im Park.
Ich kann mich biegen, so weit biegen,
nach links und rechts, nach links und rechts
und falle gar nicht um.

Lied vom Zauberwald

Nach der Melodie „Ein Vogel wollte Hochzeit machen"

Zur Übung der verschiedenen Yogastellungen.

Alle Kinder stehen im Kreis. Jedes Kind überlegt still für sich eine Körperstellung, die in den Zauberwald passt.

Nacheinander benennen sie dann zu Beginn jeder Strophe ihre Position.

Alle singen gemeinsam:

Im Zauberwald da ist es schön,
da kann man viele Bäume sehen.
Stehen still und fest, stehen still und fest,
Bäume stehen still und fest.

Weitere Beispiele:

Im Zauberwald da ist es schön,
da kann man viele Blumen sehen.
Blühen wunderschön, blühen wunderschön,
Blumen blühen wunderschön.

Vögel, fliegen hoch hinauf, fliegen hoch hinauf, Vögel fliegen hoch hinauf.

Löwen, brüllen kräftig laut, brüllen kräftig laut, Löwen brüllen kräftig laut.

Tiger, strecken Beine aus, strecken Beine aus, Tiger strecken Beine aus.

Hunde, strecken Rücken aus, strecken Rücken aus, Hunde strecken Rücken aus.

Hasen, stellen Ohren auf, stellen Ohren auf, Hasen stellen Ohren auf.

Adler, breiten Flügel aus, breiten Flügel aus, Adler breiten Flügel aus.

Schmetterlinge, flattern auf und ab, flattern auf und ab, flattern immer auf und ab.

Bienen, sammeln Nektar ein, sammeln Nektar ein, Bienen sammeln Nektar ein.

Schnecken, strecken Fühler aus, strecken Fühler aus, Schnecken strecken Fühler aus.

Schildkröten, ruhn' sich aus im Haus, ruhn' sich aus im Haus, ruhn' sich aus in ihrem Haus.

Schlangen, strecken Zungen raus, strecken Zungen raus, Schlangen strecken Zungen raus.

Kamele, ja sie dehnen sich, ja sie dehnen sich, ja Kamele dehnen sich.

Frösche, quaken laut am See, quaken laut am See, Frösche quaken laut am See.

Störche, machen klapp, klapp, klapp, machen klapp, klapp, klapp, Störche machen klapp, klapp, klapp.

Hähne, krähen stolz und laut, krähen stolz und laut, Hähne krähen stolz und laut.

Tanz der Freunde

Nach einer selbst erdachten Melodie zu singen.

Heute fühl ich mich groß, fühl mich stark, fühl mich stark.
Heute bin ich richtig glücklich, weil ich viele Freunde hab.
Und wir drehn uns im Kreis rundherum, rundherum,
bleiben stehn auf einem Bein, fallen dabei gar nicht um.

*Die Kinder strecken die Arme nach oben, zeigen ihre Muskeln, breiten
die Arme seitlich aus um zu zeigen dass sie glücklich sind, drehen sich
im Kreis und bleiben auf einem Bein stehen. Sie denken sich dann
weitere Stellungen aus, in denen sie am Schluss stehen bleiben, z. B.
bei „bleiben stehn" als Baum, Storch etc.*

Froschsprung zum Mond

Nach der Melodie „Laterne, Laterne, Sonne Mond und Sterne".

Laterne, Laterne, Sonne, Mond und Sterne.
Ich bin ein Frosch und spring zum Mond
Und schaue ob ein Frosch dort wohnt.

Laterne, Laterne, Sonne, Mond und Sterne.
Ich bin ein Frosch und spring zum Stern,
denn auf dem Stern, da sitz ich gern.

Laterne, Laterne, Sonne, Mond und Sterne.
Ich bin ein Frosch im Sonnenschein
Und möchte gar nichts anderes sein.

*Die Kinder üben bei diesem Lied folgende Stellungen: Frosch, Mond,
Stern und Sonne. Sie sitzen zu Beginn jeder Strophe in der Froschhal-*

tung, strecken sich und gehen am Ende der Strophe in die entspre-chende Stellung, Mond, Stern und Sonne.

Spielvariation:

Laterne, Laterne, Sonne, Mond und Sterne.
Ich bin ein Frosch und spring zum Mond
Und schaue wer hier oben wohnt.

Alle Kinder bewegen sich singend in der Stellung des Frosches.
Ein Kind sagt z. B. „Hier wohnen Löwen". Alle Kinder begeben sich nun in die Löwenstellung. Dann beginnt das Lied von vorne und das nächste Kind gibt vor, welche Stellung geübt wird.

Laternenfest im Zauberwald

Bewegungs-geschichte

Die Kinder hören die Geschichte und nehmen die Stellungen ein, die genannt werden.

Es ist dunkel geworden, doch die Tiere verkriechen sich heute noch nicht auf ihren Schlafplätzen. Sie versammeln sich am Zaubersee und bringen ihre Laternen mit. Die Wasserfeen haben **Kerzen** ange-zündet und auf die **Lotosblumen** gestellt. So ist der See hell er-leuchtet.

Die **Vögel** haben Lichter angezündet und damit die **Bäume** ge-schmückt.

Ein dicker, brauner **Bär** tapst lustig im Kreis herum. Auch der **Tiger** ist fröhlich. Er streckt sich und freut sich über die **Kerzen**.

Der **Löwe** brüllt laut in den Zauberwald und ruft alle herbei, die noch fehlen.

Es ist hell geworden am Zaubersee. Vom Himmel leuchten die **Sterne** und auch der **Mond** ist aufgegangen. Das Licht der **Sterne** spiegelt sich im See. Auch das Spiegelbild des **Mondes** ist auf der Wasseroberfläche zu sehen.

Die Tiere tanzen und sind noch lange vergnügt beieinander.

Die **Kerzen** leuchten und erhellen den Zauberwald.

Clown im Zauberwald

Sprechvers oder Lied

Die Kinder stehen im Kreis. Ein Kind geht als Clown in die Mitte. Es kann einen lustigen Hut aufsetzen und hält einen Zauberstab in der Hand. Günstig ist, wenn es sich eine Decke oder ein Kissen für den Purzelbaum bereitlegt.

Die Kinder sprechen den Vers gemeinsam, während der Clown im Kreis herumläuft und jeweils mit dem Zauberstab die Kinder berührt, die die genannten Haltungen ausführen. Zum Schluss schlägt der Clown den Purzelbaum und übergibt anschließend einem anderen Kind den Zauberstab und den Hut, und das Spiel kann neu beginnen.

Der Sprechvers kann auch nach einer einfachen Melodie gesungen werden, z. B. nach „Ein Vogel wollte Hochzeit machen", aber ohne Fiderallala.

Der Clown geht durch den Zauberwald,
ihm folgen viele Tiere bald.

Die Affen hüpfen hin und her,
nach links, nach rechts, das ist nicht schwer.

Der Löwe brüllt und schaut sich um,
da kommt die Biene mit Gesumm.

Der Storch sperrt seinen Schnabel auf,
da springt ein grüner Frosch heraus.

Vor lauter Freude lacht der Clown,
und schlägt noch einen Purzelbaum.

trataka

trataka heißt eine Übung, die den Blick festigt, die Konzentrations-
kraft nach innen lenkt und Willenskraft entwickelt.

Beobachte einmal deine Augen und du wirst merken, dass sie immer wandern wollen. Sie schauen etwas an, verweilen ein wenig und schauen zum nächsten Gegenstand. Bei nervösen Menschen wandern die Augen ständig umher und das schwächt ihre Konzentration. Die Konzentrationsfähigkeit steigt, wenn die Augen Blickkontakt halten können. Wenn du diese Fähigkeit übst, lernst du auch, wichtige Gedanken besser zu verfolgen und nicht leicht den Faden zu verlieren. trataka festigt den Blick.

Übung: Suche dir einen Gegenstand aus, den du besonders gern hast. Lege ihn so vor dich hin, dass du ihn bei aufrechter Sitzhaltung anschauen kannst, ohne den Kopf zu senken. Dann nimm eine aufrechte Sitzhaltung mit gekreuzten Beinen ein, lege deine Handrücken auf die Knie und führe die Fingerkuppen der Daumen und Zeigefinger zusammen. Drücke sie leicht aneinander.

Nun richte deinen Blick auf den Gegenstand vor dir, schau nur diesen Gegenstand an, ohne die Augenlider zu bewegen. Wenn Tränen kommen, lasse sie laufen, wenn andere Bilder auftauchen, lasse sie kommen, beobachte einfach, was geschieht, wenn du eine Weile nur auf einen Punkt schaust.

trataka mit Lotosblume

Bastle dir eine Lotosblume. Dazu brauchst du weißes und grünes Papier. Aus dem grünen Papier schneide dir die Blätter der Lotosblume, die eine rundliche Form haben und etwas größer als die Blütenblätter sind, die du dir aus weißem Papier schneidest. Sie sind schmaler und länglicher als die grünen. Lege die weißen Blütenblätter so aneinander, dass sie eine Blütenform ergeben, klebe sie zusammen und anschließend auf die grünen Blätter. Nun kannst du die Ränder der Blütenblätter rosa ausmalen und in die Mitte der Blüte einen rosa, gelben, oder zart grünen Punkt kleben.

Mache jetzt die tratakaübung mit deiner Lotosblume. Lege sie vor dich hin und schaue in aufgerichteter Sitzhaltung nur auf die Blume und nach einer Weile nur auf den Punkt in der Mitte.

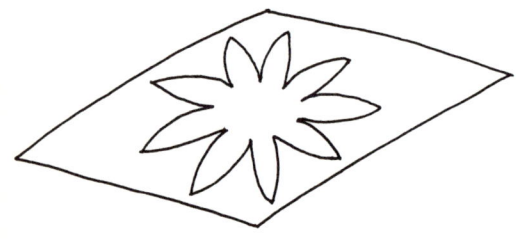

Bewegungsspiel mit der Lotosblume

Voraussetzung für dieses Spiel ist ein Raum, in dem die Kinder sich frei bewegen können, z. B. eine Turnhalle oder ein Gymnastikraum.

Vorbereitung: *Musik, z. B. Land of Merlin und Klangschale bereitlegen.*

Jedes Kind hat sich eine Lotosblume gebastelt und legt sie an einen Platz im Raum. Nach der Musik laufen die Kinder im Raum umher, ohne auf eine Blume zu treten und ohne sich gegenseitig zu berühren.

Bei Musikstopp stellen sie sich hinter eine Blume, die gerade in ihrer Nähe ist und nehmen hier eine Yogastellung ihrer Wahl ein. Mit dem Ton der Klangschale werden sie aufgefordert ihre Plätze zu tauschen, doch nicht alle durcheinander, sondern jeweils zwei Kinder, die genannt werden tauschen ihren Platz hinter der Lotosblume. Der Ton der Klangschale ertönt erneut mit der Aufforderung für zwei weitere Kinder die Plätze zu tauschen. Es werden immer die Stellungen genannt, in der sich die jeweiligen Kinder befinden, z. B. Baum tauscht mit Blume, Storch mit Frosch, Biene mit Schmetterling usw. Befinden sich mehrere Kinder in der gleichen Stellung, wird der Vorname dazu genannt, z. B. Baum Anna tauscht mit Tiger Murat.

Hat jedes Kind einen neuen Platz gefunden, ertönt wieder Musik und die Kinder bewegen sich frei im Raum. Bei Musikstopp finden sie ihre Lotosblume wieder, hinter der sie zu Beginn des Spiels standen.

Stopp-Tanzspiel

Vorbereitung: *Rhythmische Musik bereitlegen.*

Die Kinder tanzen frei nach der Musik und begeben sich beim Aussetzen der Musik in eine Yogastellung ihrer Wahl.

Variation: Setzt die Musik aus, finden jeweils zwei Kinder zueinander und erfinden eine gemeinsame Stellung, die sie ausführen.

Mond im Zauberwald

Sprechvers   Der **Mond** scheint in den Zauberwald,
mal ist er rund, mal ist er halb,
mal nimmt er ab, mal nimmt er zu,
verschwindet dann auch mal im Nu.

Du kannst nur noch die **Sterne** sehn,
die hell und klar am Himmel stehn,
solange bis der Tag erwacht,
die **Sonne** hoch am Himmel lacht.

Ausgangsstellung ist tadasana.

Hebe einatmend die Arme über die Seiten und lege die Mittelfingerkuppen über dem Kopf aneinander. Dehne die Ellbogen nach außen und hinten, senke ausatmend die Schultern. So formst du den **Vollmond.**

Wenn du wieder einatmest, verschränke die Daumen ineinander, dehne die Arme nach oben, lasse aber die Schultern unten und neige den Rumpf ausatmend zur linken Seite. Lasse dabei die Füße fest am Boden, die Beine gestreckt und dehne die gestreckten Arme nach links. Richte dich einatmend wieder auf, dehne die Arme mit verschränkten Daumen nach oben und neige dich ausatmend zur rechten Seite.

Einatmend richte dich wieder auf, forme den Vollmond und gehe ausatmend in die Hockstellung, setze die Hände am Boden auf und lasse den Kopf und die Schultern nach vorn sinken.

Einatmend stelle die Knie an den Boden unter die Hüftgelenke, richte den Oberkörper auf und komme im Kniestand an. Breite die Arme seitlich auf Schulterhöhe aus. Stelle ausatmend das rechte Bein gestreckt seitlich aus, so dass der rechte Fuß fest am Boden steht, die Zehen nach vorn weisen und sich auf einer Linie mit dem Knie befinden. Atme ein und dehne die Arme zu den Seiten. Mit der Ausatmung neige den Rumpf zur linken Seite, setze die Fingerkuppen neben dem linken Knie an den Boden.
Der rechte Arm kommt dabei in die Verlängerung des linken. Schaue in die rechte Handfläche. Verweile einen Atemzug in der **Sternstellung.**

Richte dich dann mit einer Einatmung wieder auf in den Kniestand mit ausgebreiteten Armen und führe ausatmend die Sternstellung zur anderen Seite aus. Verweile wieder einen Atemzug und kehre mit einer Einatmung in den Kniestand mit ausgebreiteten Armen zurück.
Lege ausatmend die Hände an den Boden, lasse den Kopf sinken, stelle die Zehen zum Boden und komme so in die Hockstellung mit gesenktem Kopf.

Schwinge die Arme etwas zurück und richte dich mit einer Ein-atmung in die Grundstellung tadasana auf. Lasse dabei die Arme von vorne nach oben kommen. Atme aus und senke die Schultern.

Wenn du einatmest gehe in die Stellung der **Sonne**, indem du die Beine grätschst und die Arme in die diagonale Verlängerung der Beine dehnst. Verweile so einige Atemzüge, senke dann ausatmend die Arme, stelle die Füße wieder unter die Hüftgelenke und spüre, wie sich dein Körper nach diesem kleinen Bewegungsablauf an-fühlt.

Übe diese Bewegungsfolge, bis du sie fließend kannst. Zur Erinnerung sprich den Text dazu. Je sicherer du wirst, umso leiser kannst du spre-chen und bald den Text nur noch denken.

Gelingt es dir die Bewegungen spielend, auch ohne Text, aneinan-der zu reihen, kannst du sie mit der Atmung verbinden, so wie es in der Beschreibung steht.

Genauso kannst du die anderen Bewegungsabläufe im Zauberwald üben. Begleite deine Bewegungen mit Sprechen und lasse den Atem kommen und gehen wie er will. Meist findet er von allein den richti-gen Rhythmus. Erst wenn du dich sicher und mit Leichtigkeit bewegst, achte auf den Atem und stimme ihn auf die Bewegungen ab.

Wichtig ist, das der Atem fließt und ohne besondere Anstrengung geschieht.

Wenn du merkst, dass du in einigen Stellungen bleiben möchtest, kannst du auch ruhig einige tiefe Atemzüge verweilen, bevor du die nächste Haltung einnimmst.

Der Tiger hat Geburtstag

Sprechvers

Der **Tiger** hat Geburtstag heut,
darüber ist er hoch erfreut.
Früh morgens steht er fröhlich auf
und schaut nach seinen Gästen aus.

Der **Vogel** kommt und singt ein Lied
und sagt: „Los Tiger, sing auch mit!"

Der **Kranich** kommt daher geschritten
und muss erst mal um Ruhe bitten,
weil er ein **Kunststück** zeigen will,
da ist der Vogel auch schon still.

Der **Kranich** steht auf einem Bein,
mehr fällt ihm dann auch nicht mehr ein.

Die **Biene** kommt mit viel Gesumm,
dreht sich dabei im Kreis herum.

Und auch der **Bär** tanzt mit viel Spaß,
legt sich danach ins grüne Gras.

Noch viele Gäste kommen heut
zum **Tiger**, der sich riesig freut.

Bewegungen:

Tiger: Ausgangsstellung ist tadasana. Grätsche die Beine, richte die Zehen nach vorn und breite einatmend die Arme seitlich auf Schulterhöhe aus. Drehe die Handflächen nach oben und beuge dich ausatmend vor, bis dein Oberkörper parallel zum Boden gerichtet ist. Dehne einatmend den Rücken in die Länge und setze ausatmend die Handflächen in Schulterbreite an den Boden. Dehne den Rücken und den Nacken, richte den Blick etwas auf, ohne den Kopf in den Nacken zu legen, sondern dehne den Nacken gleichzeitig nach vorn und oben. Atme dabei ein und lasse ausatmend den Rumpf nach vorn hängen, beuge die Knie etwas ein und lasse auch den Kopf entspannt hängen. Richte dich mit einer Einatmung wieder auf, hebe dabei die Arme seitlich auf Schulterhöhe, lasse sie ausatmend sinken und stelle die Füße nebeneinander.

Vogel: Breite einatmend die Arme auf Schulterhöhe seitlich aus und stelle dich auf die Zehenspitzen, führe ausatmend die Handflächen vor dem Körper zusammen, die Arme bleiben auf Schulterhöhe und gestreckt, und stelle die Fußsohlen an den Boden zurück.

Kranich: Breite einatmend die Arme auf Schulterhöhe seitlich aus, richte die Handrücken zu den Seiten, so dass die Finger nach unten weisen und hebe das rechte Knie bis der Oberschenkel parallel zum Boden gerichtet ist. Strecke den Fußrücken. Ausatmend strecke das rechte Bein nach vorn aus, dehne dabei die Fußsohle nach vorn und senke das Bein und die Arme. Mache die gleiche Übung mit dem anderen Bein. Wenn du willst, kannst du dabei auch kleine Schritte nach vorn gehen.

Kunststück: Verlagere das Gewicht deines Körpers auf den linken Fuß, hebe einatmend das rechte Knie und umfasse es ausatmend mit beiden Händen.

Richte mit einer Einatmung den Rumpf auf, lasse die Schultern sinken und nach hinten und außen dehnen und stelle dich ausatmend wieder in die Ausgangsstellung tadasana. Mache die gleiche Übung auf dem rechten Bein.

Biene: Aus der Ausgangsstellung tadasana breite einatmend die Arme seitlich auf Schulterhöhe aus. Neige ausatmend den Rumpf aus den Hüftgelenken heraus vor, beuge dabei die Knie ein, halte die Oberschenkel parallel zueinander und lege den Bauch auf den Oberschenkeln ab. Dehne einatmend die Arme kraftvoll zu den Seiten und bewege ausatmend die Hände und Finger locker zu einem Summen. Dabei drehe dich einmal im Kreis herum. Einatmend richte den Oberkörper wieder auf, senke ausatmend die Arme.

Bärentanz: Hebe mit einer Einatmung die Arme auf Schulterhöhe und stelle die Unterarme senkrecht zu den Oberarmen. Neige ausatmend den Rumpf nach rechts, ohne dass sich die Haltung der Arme ändert. Richte den Rumpf einatmend wieder auf und neige ihn ausatmend zur linken Seite. Richte ihn einatmend wieder auf und drehe dich mit einer Ausatmung einmal im Kreis herum. Atme dann noch einmal tief ein und senke ausatmend die Arme, beuge dabei die Knie ein, lasse den Oberkörper aufgerichtet und komme in die Hockstellung. Neige den Oberkörper weit vor, setze den Po an den Boden und lege dich auf den Rücken. Entspanne dich in der Rückenlage.

Stelle dir jetzt ein Wesen vor, dass du sein möchtest, um dem Tiger auf eine besondere Weise zu gratulieren (eine Yogastellung oder auch eine selbst erfundene Position). Nach einer kleinen Pause kannst du sie zeigen.

Feuer im Zauberwald

Bewegungsspiel mit Tüchern

Nun ist es dunkel geworden. Die Gäste setzen sich auf eine große Wiese im Zauberwald und wollen zum Abschied noch ein Feuer anzünden.

Die Kinder setzen sich im Fersensitz oder mit gekreuzten Beinen in den Kreis. In der Kreismitte liegen auf einem großen gelben Tuch kleinere rote, gelbe, und orangefarbene Chiffontücher (für jedes Kind zwei Tücher). Die Kinder suchen mit dem Blick ein Tuch aus und schauen eine kleine Weile nur dieses Tuch an (tratakaübung).

Nun wird das „Feuer angezündet". Jedes Kind nimmt sich zwei Tücher, begibt sich in den Kniestand und bewegt die Arme abwechselnd auf und ab, wobei die Tücher das Lodern der Flammen darstellen sollen.

Dann bewegen die Kinder sich abwechselnd vom Kniestand in die Blattstellung, schwingen (einatmend) die Tücher im Kniestand hoch und lassen sie (ausatmend) sinken, während sie in die Stellung des Blattes gehen und die Arme rechts und links neben ihren Körper legen.

Spielvariation mit Musik

Musik mal laut, mal leise stellen. Die Kinder bewegen die Tücher im Kniestand, wenn die Musik laut ertönt, wird sie leise gestellt, ruhen sie in der Blattstellung aus.

Spielvariation mit Instrumenten

Die Kinder werden in zwei Gruppen aufgeteilt. Eine Gruppe bekommt Instrumente, die andere Gruppe bewegt sich mit den Tüchern.

Bei der Auswahl der Instrumente können die Kinder auch mitentscheiden, welche sie für die lodernden Flammen wählen wollen und welche Instrumente ihrer Meinung nach der Glut (Ruhe) entsprechen, z. B. Trommeln und Hölzer für die lodernden Flammen und Klangstäbe für die Glut.

Die Kinder mit den Instrumenten wechseln sich mit dem Spielen ihrer Instrumente ab, und die Kinder mit den Tüchern bewegen sich entsprechend.

Verlorene Träume

Eine Entspannungsübung zur Förderung der Kreativität.

Vorbereitung: *Musik bereitlegen, z. B. Land of Merlin von Jon Mark.*

Die Kinder suchen sich möglichst mit einer Decke und einem Kissen, einen bequemen Platz im Raum und legen sich entspannt auf den Boden. Sind die räumlichen Bedingungen nicht entsprechend, können sie auch den Kopf auf den Tisch legen.

Erzählen Sie den Kindern folgende Geschichte:

Die Feen tanzen im Zauberwald. Sie sind heute traurig, denn jede Fee hat einen Traum verloren.

Die Waldfee weiß noch, dass sie von einem besonderen Baum geträumt hat. Dieser Baum hatte in seinem Stamm eine Höhle.

Doch wie es in dieser Höhle aussieht, wer dort lebt, wie es da riecht, das hat sie vergessen.

Die Wasserfee hatte seltsame Wesen auf dem Grund des Sees getroffen.

Wie sie aussehen, was sie dort treiben, hat sie vergessen.

Die Blumenfee besuchte eine wunderschöne Blume, deren Farbe, Blütenform und Geruch sie vergessen hat.

Kannst du den Feen helfen?

Stelle dir vor, du lebst als Fee im Zauberwald. Möchtest du eine Wald-, Wasser- oder Blumenfee sein? Vielleicht fällt dir ja auch noch ein anderes Zauberwesen ein. Lasse dich nun in deiner Vorstellung im Zauberwald tanzen und dabei über die verlorenen Träume nachdenken. Schlüpfe in die Höhle eines Baumstamms, tauche auf den Grund des Zaubersees oder wünsche dich zu einer wunderschönen Zauberblume hin.

Du hast jetzt eine Weile Zeit *(drei bis fünf Minuten)*, die verlorenen Träume zu finden. Wenn du leise Musik hörst, werde wieder ganz wach, rekle dich, strecke dich aus und komme zurück aus dem Zauberwald.

Die Kinder können anschließend ihre Traumerlebnisse erzählen, aufschreiben oder malen.

Der kleine Waschbär

Geschichte mit Rückenmassage

Der kleine Waschbär hat Langeweile *(gähnen)*.

„Heute" ist ja gar nichts los, denkt er und schaut sich um *(nach rechts und links schauen)*.

Er sieht nur die hohen **Bäume**. Da es windstill ist, bewegen sie sich kaum *(Baumstellung)*.

Der kleine Waschbär klettert auf einen Baum *(Kletterbewegungen nach oben)*.

Doch auch von hier oben entdeckt er nichts Interessantes. Also steigt er wieder vom Baum herunter *(Kletterbewegungen nach unten)* und kriecht ins Gebüsch *(Vierfüßlerstand)*.

Hier trifft er ein paar **Schnecken**, die ab und zu ihre Fühler ausstrecken, aber keine Lust haben, mit ihm zu spielen *(aus der Blattstellung mal den rechten, mal den linken Arm nach vorn strecken)*.

„Dann eben nicht", denkt der kleine Waschbär und schaut zum Mauseloch, doch keine **Maus** kommt heraus *(Blattstellung)*.

Als er zum Fluss kommt, sieht er riesige **Elefanten** miteinander herumtoben *(aufrichten und dehnen)*.

„Na endlich, hier ist was los", ruft der kleine Waschbär und eilt zu den **Elefanten**, die sich gerade mit Schlamm bewerfen *(den rechten Arm einbeugen, mit Zeigefinger und Daumen die Nase fassen und in die Armschlaufe den linken Arm legen und hin und herschwingen)*.

Der kleine Waschbär hat zwar keinen Rüssel, doch an der Schlammschlacht beteiligt er sich bis zum Schluss.

Die Elefanten reinigen sich anschließend im Fluss *(mit den Händen den Körper abreiben)*.

Sie nehmen einen Rüssel voll Wasser und schwenken ihn zum Rücken, um auch hier alle Schlammreste zu entfernen *(mal den linken, mal den rechten Arm zum Rücken bewegen)*.

„Komm", ruft ein Elefant dem kleinen Waschbären zu, „ich dusche dich auch ab."

Je zwei Kinder finden sich jetzt zusammen und entscheiden, wer zuerst der Waschbär ist. Das andere Kind ist der Elefant und wäscht den Waschbären.

Der Waschbär legt sich auf den Bauch und der Elefant bespritzt ihn mit reichlich Wasser *(mit den Fingern den ganzen Rücken ausstreichen)*.

Er sieht, dass das Fell des Waschbären ziemlich schmutzig ist und zupft erst einmal die Blätter, Dornen und Zweige heraus, die sich hier fest gesetzt haben *(mit Daumen und Zeigefinger leicht zupfen)*.

Nun bespritzt er das Fell noch einmal mit Wasser *(wieder über den ganzen Rücken streichen)* und schäumt anschließend das Fell mit Shampoo ein*(kreisende Bewegungen)*.

An manchen Stellen ist der Waschbär so schmutzig, dass der Elefant eine Bürste nehmen muss *(mit den Fingernägeln leicht über den Rücken kratzen)*.

„Tu mir aber nicht weh", sagt der kleine Waschbär. Da nimmt der Elefant den weichen Schwamm und schäumt das Fell des Waschbären noch einmal richtig ein *(Faust kreisförmig über den Rücken bewegen)*.

Bunte Seifenblasen fliegen durch die Luft. Der kleine Waschbär möchte ihnen nachschauen, doch der Elefant ist noch nicht fertig.

Er spritzt den Waschbären mit klarem Wasser ab, bis alle Seifenreste aus dem Fell gewaschen sind *(mit allen Fingern den Rücken von oben nach unten ausstreichen)*.

Dann holt er ein weiches kuscheliges Handtuch und trocknet das Fell des Wachbären ab *(kreisförmige Bewegungen mit beiden Handflächen)*.

„Jetzt ruhe dich etwas aus", sagt der Elefant und der kleine Waschbär legt sich bequem auf den Rücken. Er sieht noch einige Seifenblasen, die der Wind aus dem Schwamm löst. Sie steigen auf, schweben durch die Luft und tanzen manchmal im Kreis.

Traumreise

Musik bereitlegen Stell dir vor, eine riesige, bunte Seifenblase kommt zu dir und hüllt dich ein. Du bist so leicht, dass du mit der Seifenblase fliegen kannst, hoch in die Luft hinauf. Du lässt dich tragen, wiegen, tanzt mit der Seifenblase und schwebst mit ihr zu einem Ort, wo du dich rundherum wohl fühlst. Lass es einen Ort sein, wo dich nichts stört, wo alles so ist, wie du es dir wünscht.

Ruhe dich hier eine Weile aus und genieße diesen Ort, bis du leise Musik hörst. Die Musik sagt dir, dass dich die Seifenblase wieder zurückbringt.

Schmetterling

Sprechvers und Bewegungen mit bunten Tüchern nach Musik.

Ein schöner, bunter Schmetterling
flattert durch den Frühlingswind,
setzt sich auf den Frühlingsbaum,
trinkt den Nektar wie im Traum,
flattert in das Blumenbeet,
Frühlingswind durch Blüten weht.
Er riecht den süßen Blumenduft,
trinkt Nektar, bis der Baum ihn ruft:
„Komm her zu mir, komm her zu mir,
ich mag dich gern, du buntes Tier."

Bewege zuerst im Stand die Arme wie ein Schmetterling, setze dich dann in die Stellung des Schmetterlings und bewege die Knie auf und ab, führe die Schmetterlingsbewegung im Liegen aus und stelle dich zum Schluss in die Baumstellung.

Zauberwaldmandala

Eine Stille Übung zur Förderung der Aufmerksamkeit, Konzentration und des Sozialverhaltens.

Vorbereitung: *Naturmaterialien und eine Kerze bereitlegen.*

Die Kinder sitzen im Kreis. In der Mitte steht eine Kerze. Alle schauen die Kerze an und denken an den Zauberwald. Die Kerze ist das Licht im Zauberwald.

Nach einer Weile gestalten die Kinder mit den Naturmaterialien (Steine, Tannenzapfen, Moos, kleine Äste etc.) einen besonderen Zauberwald. Die Materialien befinden sich in einem Korb, der herumgereicht wird.

Der Reihe nach ordnen die Kinder die Gegenstände kreisförmig um die Kerze.

Es wird nicht gesprochen, sondern still beobachtet, was da entsteht.

Zum Schluss betrachten die Kinder ihr Mandala und tauschen ihre Eindrücke und Empfindungen aus.

Spielvariation: Bevor der Korb mit den Naturmaterialien herumgereicht wird, können Regeln besprochen werden. Beispielsweise legt in der ersten Runde jedes Kind einen Stein um die Kerze. In der zweiten Runde werden Pflanzen angelegt und in der dritten Runde kleine Äste. Zum Schluss stellen sich die Kinder selbst in einer Yogastellung um die gelegten Materialien herum. Sie gehören nun auch zum Mandala.

Tanz um das Mandala

Musik bereitlegen *Eine geeignete Möglichkeit, Bewegung und Ruhe gleichzeitig zu erfahren ist der Mandalatanz.*

Die Kinder stehen im Kreis um das gelegte Mandala. Sie fassen sich an den Händen und tanzen nach Musik um das Mandala herum. Wird die Musik abgestellt, bleiben sie stehen, achten auf die Kreisform und jedes Kind nimmt eine Yogastellung ein, die ihm besonders gefällt.

Spielvariation mit Sivas Tanzhaltungen

Als Vorbereitung zum Tanz um das Mandala werden zwei von Sivas Tanzhaltungen geübt, die Lebensfreude ausdrücken und für meine Begriffe gut in diese Spiele passen. Es sind Standhaltungen auf einem Bein, die Füße, Beine und die Muskeln des Rumpfes kräftigen, Aufmerksamkeit fördern und die Konzentrationsfähigkeit verbessern.

Die Kinder tanzen dann um das Mandala herum und nehmen bei Musikstopp eine von Sivas Tanzhaltungen ein und ordnen sich in der Stellung dem Mandala zu.

1. Grundstellung ist tadasana. Verlagere das Gewicht auf den linken Fuß und löse den rechten Fuß vom Boden. Winkle das rechte Knie an und hebe es, bis der Oberschenkel waagerecht zum Boden steht. Stütze die rechte Hand in die rechte Hüfte und lege die linke Hand auf das rechte Knie. Lass dein Becken nach vorn gerichtet, wenn du dich zur rechten Seite aufdrehst und zu deiner rechten Schulter schaust. Übe dann auf dem anderen Bein.

2. Grundstellung ist tadasana. Verlagere das Gewicht auf das linke Bein und hebe das rechte Bein angebeugt nach hinten. Umfasse den Fußrücken mit der rechten Hand und hebe den Fuß so weit wie möglich. Beide Knie sollten möglichst auf einer Linie sein. Hebe den linken Arm in die Senkrechte und spüre dich aufgerichtet. Übe dann auf dem anderen Bein.

Zauberblume

Spiel zur Förderung der Kreativität, Konzentration und Schulung des Gehörs.

Vorbereitung: *Musik, Schüssel mit Wasser, Malblätter, Buntstifte, evtl. Schablonen für die Blume bereitlegen.*

Mit einer kleinen Gruppe kann eine Blume auch in Gemeinschaftsarbeit ausgemalt werden. Zwei Kinder beginnen nach Musik die Blume auszumalen. Bei Musikstopp geben sie jeweils ihren Stift an ein anderes Kind weiter.

Die Kinder malen eine Blume oder malen eine vorgegebene Blüte mit Bunt- oder Wachsstiften aus *(wichtig ist, dass die Blütenblätter nach innen gefaltet werden können)*. Anschließend schneiden sie die

Blüte aus und falten die Blütenblätter nach innen. Sie setzen sich mit ihrer Blüte in den Kreis. In der Mitte steht eine Schüssel mit Wasser.

Nacheinander legen die Kinder ihre Blüte vorsichtig auf die Wasseroberfläche und beobachten gemeinsam das Auffalten der Blütenblätter.

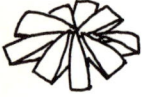

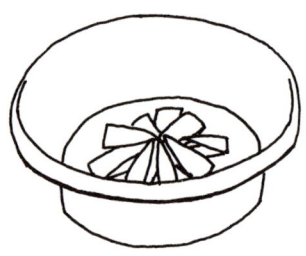

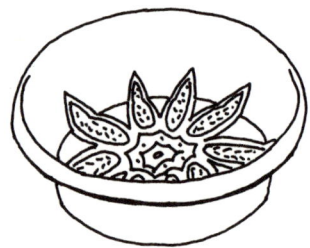

Spielvariation: Zauberblume bereitlegen *(z. B. Blume aus Holz, Stoff oder Krepppapier)*.
    Ein Kind geht vor die Tür. Die Zauberblume wird im Raum versteckt und das Kind wieder in den Raum gerufen. Es muss die Blume suchen. Die anderen Kinder helfen ihm durch Summen. Nähert sich das Kind dem Versteck, summen sie immer lauter und entsprechend leiser, wenn es sich vom Versteck entfernt.

Die Blumen und die Blumenfeen

Bewegungsspiel zur Steigerung der Konzentrationsfähigkeit.

Zwei Kinder spielen die Blumenfeen. Ein Kind bekommt einen Schellenkranz oder Glöckchen zum Wecken der Blumen, das andere Kind bekommt drei Klangstäbe mit den Tönen c, e, g, mit denen es die Blumen beim Einrollen der Blütenblätter begleitet und zwar in dem es die Klangstäbe in der Reihenfolge g, e, c, schlägt.

Durch Blickkontakt einigen sich die Kinder, ob sie die Blumen aufwecken oder zur Ruhe kommen lassen wollen. Klappt die Regelung mit dem Blickkontakt anfangs noch nicht, kann die Erzieherin durch Handzeichen oder Berührungen unterstützend mithelfen, bis die Kinder in der Lage sind, hier in eigener Regie zu agieren.

Spielablauf: Die Blumenkinder sitzen mit gekreuzten Beinen am Boden, halten die aneinander gelegten Hände vor dem Brustbein und neigen den Oberkörper nach vorn. Sie lauschen auf die Klänge der Blumenfeen.

Ertönen die Glöckchen, richten sie den Oberkörper auf, führen die aneinander gelegten Hände über den Kopf, indem sie die Arme strecken, die Schultern aber sinken lassen, breiten die Arme seitlich aus und bilden mit Armen und Händen eine Blüte.

Hören sie die Klangstäbe, bringen sie die Handflächen über dem Kopf wieder zusammen, beugen die Ellbogen ein und führen die Hände vor das Brustbein und beugen den Oberkörper vor.

Spielvariation: Die Kinder bewegen sich frei nach Musik. Bei Musikstopp treten die Feen in Aktion. Je nach dem, welches Instrument sie hören, begeben sich die Kinder in die Position der aufblühenden oder der schlafenden Blume.

Die Wiese im Zauberwald

Geschichte   Die Kinder fühlen sich in die Rolle der Blumen ein und bewegen sich entsprechend der erzählten Geschichte. Wenn die Kinder diese Geschichte öfter gespielt haben, kann auch ein Kind die Handlung erzählen oder auch eigene Ideen mit in die Erzählung einbringen.
Geübt wird die Stellung der Blume mit Variationen.

Die Kinder sitzen mit gekreuzten Beinen und vorgeneigtem Oberkörper am Boden. Ein Kind spielt die Waldfee und bekommt einen Zauberstab und Glöckchen.

Vorbereitung: *Musik bereitlegen, z. B. Deuter, Celebration sowie Glöckchen und Zauberstab.*

Es ist noch dunkel im Zauberwald. Doch bald wird die Sonne aufgehen, denn die Vögel wachen langsam auf und zwitschern schon ihr Morgenlied.

Die Waldfee kommt auf die Wiese und verbreitet eine geheimnisvolle Stimmung. Sie hat ihren Zauberstab dabei und überall, wo der Zauberstab die Wiese berührt, wachsen wunderschöne Blumen.

Die Waldfee berührt nacheinander die Kinder mit dem Stab am Rücken. Die Kinder, die mit dem Stab berührt wurden, richten sich auf, legen ihre Handflächen vor dem Brustbein aneinander, strecken die Arme über den Kopf und bilden mit ihren Armen und Händen eine Blüte.

Mittlerweile ist die Sonne aufgegangen und die Wiese mit bunten Blumen bedeckt. Ein leichter Wind weht und bewegt die Blumen sanft nach links und rechts, vor und zurück.

Die Kinder führen aus der Blumenstellung heraus diese Bewegungen aus.

Die Waldfee schaut den Blumen zu. Ab und zu berührt sie erneut eine Blume mit dem Zauberstab. Diese Blume versinkt in einen Zauberschlaf.

Die Kinder, die vom Zauberstab berührt wurden, senken die Arme, legen die Hände auf die Knie und schließen die Augen.

In diesem Schlaf entwickeln die Blumen noch schönere und leuchtendere Blüten.

Wenn das Zauberglöckchen ertönt, falten sie ihre Blütenblätter aus, um die Wiese zu einer ganz besonderen Zauberwiese erblühen zu lassen.

Die Kinder legen die Hände wieder vor dem Brustbein aneinander, strecken die Arme und bilden mit ihren Armen und Händen eine erdachte Blütenform ihrer Wahl.

Musik einschalten.

Durch die Zauberkraft des Zauberstabes der Waldfee können die Blumen nach der Musik auf der Zauberwiese tanzen.

Kinder, die von der Waldfee berührt wurden stehen auf und bewegen sich frei nach der Musik. Verklingt die Musik, setzen sich die Kinder wieder in die Stellung der Blume auf den Boden, die Waldfee berührt sie nacheinander mit dem Zauberstab, was für sie das Zeichen ist, die Blütenblätter wieder einzufalten, die Handflächen über dem Kopf aneinander zu legen, die Hände vor das Brustbein zu bringen, auf die Knie zu legen und dann den Oberkörper wieder vorzuneigen.

Die Sonne geht unter. Es wird Nacht im Zauberwald.

Froschkonzert am Zaubersee

Spiel mit Sprechvers.

Vorbereitung: *Zwei Klanghölzer bereitlegen.*

Froschkonzert am Zaubersee,
da tun mir ja die Ohren weh.
Doch kommt der Storch, dann wird es still,
weil er die Frösche fressen will.

Die Kinder sitzen in der Froschstellung, einer Variation von mandu-kasana und führen, während sie den Sprechvers sprechen, die dyna-mische Variation dieser Stellung aus.

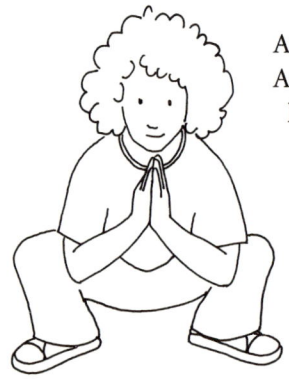

Ausgangsstellung ist die Hocke. Kopf weit nach vorn beugen, Arme nach vorn strecken und die Handflächen aneinander legen, dabei die Knie gegen die Ellbogen drücken. Dann den Kopf heben, Oberkörper aufrichten, Ellbogen einbeu-gen und die Hände vor das Brustbein legen. Dabei mit den Ellbogen die Knie auseinanderdrücken. Diese beiden Stellungen abwechseln, dabei den Sprechvers sagen.

Ein Kind spielt den Storch und bewegt sich wie der Storch beim zweiten Teil des Sprechverses.

Ausgangsstellung ist tadsana, der aufrechte Stand. Arme auf Schul-terhöhe nach vorn strecken, Handflächen aneinander legen, ein Knie einbeugen, das Bein nach vorn ausstrecken und gleichzeitig die Arme auf Schulterhöhe seitlich ausbreiten. Dann die Handflä-chen vor dem Körper wieder zusammenführen, das Knie einbeugen und den Fuß wieder an den Boden zurückstellen. Zur anderen Seite wechseln.

Die Frösche strecken und beugen sich quakend noch so lange, bis der Storch zwei Hölzer aufeinander schlägt. Dies ist das Zeichen, dass er jetzt kommt, um die Frösche zu fangen. Diese laufen weg und der Storch versucht, so viele wie möglich zu fangen.

Der Storch

Geübt werden die Froschstellung mandukasana und die Stellung des Storches, eine Standhaltung auf einem Bein.

Sprechvers

Die Frösche quaken laut am See.
Der Storch hat Hunger, ach herjeh.
Er schreitet durch das Gras daher,
da quaken keine Frösche mehr.
Sie springen schnell ins Wasser.
Der Storch wird immer blasser.
Steht da auf einem Bein
und fühlt sich so allein.
Dann fliegt er in sein Nest
und bald schläft er ganz fest.
Träumt von Fröschen, die springen
und anderen schönen Dingen.

Bewegungen:

Frosch: In der Hocke die Knie weit zu den Seiten dehnen, Fersen berühren sich, der Oberkörper ist aufgerichtet, Handflächen aneinander legen, Ellbogen nach außen dehnen und die Daumen vor das Brustbein legen. Beine und Arme strecken und wieder in die Hocke mit eingebeugten Armen gehen. Einige Male wiederholen.

Storch: Im Stand die Arme auf Schulterhöhe heben, Handflächen aneinander legen und ein Knie heben, bis der Oberschenkel waagerecht zum Boden gerichtet ist. Die Arme seitlich auf Schulterhöhe ausbreiten, dabei das gehobene Bein nach vorn ausstrecken, nach Möglichkeit in die Waagerechte, anschließend das Knie wieder beugen und die Handflächen wieder aneinander legen.

Frösche hüpfen in der Froschstellung.

Storch: Den rechten Fuß auf den linken stellen, die rechte Ferse berührt das linke Schienbein, die Arme auf Schulterhöhe nach vorn ausstrecken und die Handflächen aneinander legen. Arme ausbreiten und auf und ab bewegen wie Flügel, die Handflächen wieder aneinander legen und zum rechten Ohr führen.

Der Storch geht herum

Spiel

    Der Storch geht heut zum Zaubersee
und sucht die Frösche, trifft die Fee.
„Hast du vielleicht den Frosch gesehn?"
„Nein", sagt die Fee und will schon gehn.
Da sagt sie: „Schau dich doch mal um,
hier laufen auch noch andere rum."

Ein Kind ist der Storch und schreitet im Kreis herum. Alle sprechen gemeinsam.
    Jedes Kind denkt sich eine Stellung aus. Der Storch sucht sich aus, was ihm am Besten gefällt, z. B. einen Hasen. Alle sprechen:

    Heut sucht er sich den Hasen aus
und geht zufrieden dann nach Haus.

Das Kind, das die Hasenstellung gewählt hatte, spielt in der nächsten Runde den Storch.

Abends am See

Geschichte An einem warmen Sommerabend sitzt ein kleiner **Frosch** am See. Er träumt vor sich hin.

Da summt eine **Biene** vor seiner Nase. Er will sie fangen, doch da ist sie auch schon wieder verschwunden. Ärgerlich quakt er und hüpft hin und her.

Das bemerkt der **Storch**. Er schreitet langsam heran, um den wütenden **Frosch** zu schnappen.

Die kleine **Maus** hat alles beobachtet und warnt den **Frosch**.

„Du schreist ja so laut wie ein **Löwe**", ruft sie ihm zu. „Spring schnell ins Wasser, sonst wirst du gleich vom **Storch** gefressen."

Da hat der **Frosch** noch einmal Glück gehabt. Er taucht ins Wasser und wartet, bis der **Storch** verschwunden ist.

Dann setzt er sich wieder ans Ufer und hofft, dass die **Biene** noch einmal vorbei kommt.

Plötzlich raschelt es im Gras. Eine **Kobra** schleicht sich an.

Diesmal braucht der **Frosch** nicht gewarnt zu werden. Mit einem Riesensprung ist er im Wasser verschwunden.

Als er wieder auftaucht, hört er ein lautes Gebrüll.

Jetzt kommt wirklich der **Löwe**.

Die kleine **Maus** kann gerade noch im Mauseloch verschwinden, aber die **Kobra** hat es nicht geschafft.

Der **Löwe** verspeist sie und brüllt laut vor Freude.

Der **Frosch** sitzt in der Sonne, träumt so vor sich hin.

Während die Geschichte vorgelesen wird, nehmen die Kinder die jeweils genannten Yogastellungen ein.

Zauberspiel

Sprechvers

Im Zi – Za – Zauberwald
da wohnt der Zi – Za – Zauberer alt.
Er hat den Zauberstab dabei
und hokus pokus, eins, zwei, drei,
zicke, zacke, vier, fünf, sechs,
hat er dich verhext.

Die Kinder stehen im Kreis, ein Kind ist der Zauberer und stellt sich mit dem Zauberstab in die Mitte. Alle sprechen gemeinsam den Vers und führen folgende Bewegungen aus:

Bei „Zi – Za" die Zeigefinger abwechselnd nach vorn strecken, bei „Zauberwald" nach oben, bei „Zi – Za" wieder nach vorn und bei „Zauberer alt" nach oben.

Das Kind, das den Zauberer spielt, schwingt den Zauberstab hin und her und sagt dann z. B.: Ich verzaubere euch in einen Baum, einen Vogel, einen Löwen, einen Frosch usw. Die Kinder führen die Stellungen aus und der Zauberer sucht sich ein Kind aus, das den Zauberstab bekommt und beim nächsten Spiel der Zauberer ist.

Spielvariation:

Jedes Kind bekommt eine Karte, auf der Yogastellungen abgebildet sind. Der Zauberer verzaubert sie und sie stellen die Abbildung nach. Der Zauberer muss sagen, was sie darstellen.

Zauberbäume

Spiel

Die Kinder bewegen sich frei nach Musik. Bei Musikstopp stehen sie regungslos in der Baumstellung.

Tönende Zauberbäume

Dieses Spiel schult das Gehör.

Vorbereitung: *Instrumente (Triangeln, Klanghölzer, Rasseln usw.) und Zauberstab bereitlegen.*

Die Kinder stehen im Kreis. Sie sind die tönenden Bäume des Zauberwaldes. Jedes Kind bekommt ein Instrument in die Hand und wird durch eine Berührung mit dem Zauberstab aufgefordert, das Instrument zu spielen. Diese Berührung kann von der Erzieherin oder einem anderen Kind durchgeführt werden.

Ein Kind steht mit verbundenen Augen in der Mitte des Kreises. Hört es das Instrument versucht es, auf das spielende Kind zuzugehen und ihm das Instrument aus der Hand zu nehmen. Diesem Kind werden jetzt die Augen verbunden und es geht in die Mitte des Kreises.

Hüpfemannn

Fördert die Körperkoordination und das Gleichgewicht. Geübt wird die Stellung des Baumes vrksasana.

Sprechvers   Der Hi – Ha – Hüpfemann,
der hi – ha – hüpfen kann,
hüpft mal auf einem Bein,
hüpft auf dem anderen Bein,
hüpft in die Grätsche,
ätsche, bätsche, bätsche.

Bewegungen: *Beim Hüpfen abwechselnd das linke Knie und den rechten Arm, und das rechte Knie und den linken Arm heben. Dann auf einem Bein, anschließend auf dem anderen Bein hüpfen und in die Grätsche springen. Zum Schluss eine lange Nase ziehen, dabei mit dem linken Daumen die Nase berühren, die Hand ist gestreckt und die Handflä-*

che weist nach rechts. Der rechte Daumen drückt gegen die Fingerkuppe des linken kleinen Fingers, die rechte Handfläche ist auch gestreckt und die Handfläche weist nach links. Einige Male wechseln.

Die Hi – Ha – Hüpfefrau
kann das alles ganz genau,
hüpft mal auf einem Bein,
hüpft auf dem anderen Bein,
hüpft in die Grätsche,
ätsche, bätsche, bätsche.

*Bewegungen wie
beim Hüpfemann*

Das Hi – Ha – Hüpfekind
dreht sich gerne schnell im Wind.
Steigt dann auf einen Baum,
träumt einen schönen Traum.
Steigt wieder runter,
ist frisch und munter.
Steigt noch einmal auf den Baum
und träumt einen anderen Traum.

Bewegungen: *Erst wie beim Hüpfemann bewegen, dann die Arme ausbreiten und sich im Kreis drehen. Wieder still stehen und die Position des Baumes einnehmen. Dazu das Gewicht auf den linken Fuß geben, den rechten Fuß heben und die rechte Fußsohle an die Innenseite des linken Beines stellen. Arme seitlich heben und die Handflächen über dem Kopf aneinander legen. Schultern sinken lassen und den Blick auf einen Punkt fixieren, um das Gleichgewicht zu halten. Bei „frisch und munter" wie beim Hüpfemann hüpfen.*
Dann die Baumstellung auf dem rechten Bein einnehmen.

Im Wald

Sprechvers	Die Sonne scheint warm.	*Sonnenstellung.*
	Sie wärmt meine Arm,	*Arme streicheln.*
	sie wärmt meine Zehn,	*In die Hocke gehen, Zehen berühren.*
	so kann ich gut stehn.	*Wieder aufrichten, Arme nach oben strecken.*
	Der Wind weht so kalt.	*Oberkörper zu den Seiten bewegen.*
	Ich geh in den Wald.	*Auf der Stelle laufen.*
	Hier unter dem Baum,	*Baumstellung auf dem linken Bein.*
	Spür ich den Wind kaum.	*Baumstellung auf dem rechten Bein.*
	Mir ist nicht mehr kalt,	*Auf beiden Beinen stehen, Arme ausbreiten.*
	Schön war's im Wald.	*In die Hände klatschen, die rechte Hand dabei nach oben ziehen.*

Traumreigen

Sprechvers	Manchmal sehe ich im Traum einen großen, starken Baum.	*Baumstellung vrksasana.*
	Flieg mit dem Vogel in die Luft,	*Vogelstellung vihangasana.*
	Riech mit der Biene Blütenduft.	*Bienenstellung.*
	Spring wie ein Frosch durchs grüne Gras,	*Froschstellung mandukasana.*
	Bin manchmal auch ein kleiner Has.	*Hasenstellung shashankasana.*
	Brüll wie ein Löwe, der stark sein will,	*Löwenstellung simhasana.*
	Steh wie der Baum aufrecht und still.	*Baumstellung auf dem anderen Bein.*

Spaziergang im Zauberwald

Spiel   *Dieses Spiel schult die Konzentration und die Aufmerksamkeitsfähigkeit.*

Ich werde euch jetzt eine Geschichte erzählen. Hört gut zu. Jedesmal, wenn ihr eine Yogaübung erkennt, begebt euch in die entsprechende Haltung.

Durch ein großes, mit Rosen beranktes Tor kommen wir in den Zauberwald. Hier stehen riesige **Bäume**. Unter einem **Baum** bleiben wir stehen und lauschen dem Rauschen der **Blätter**. Ein **Blatt** fällt zum Boden und wir sehen, dass es leuchtet und glitzert. Da kommt ein kleiner **Hase** angehoppelt. Er schnuppert am Gras und auch an dem glitzernden **Blatt**.

Eine **Schnecke** schleicht sich an. Sie streckt ihre Fühler aus. Doch dann zieht sie sich in ihr Schneckenhaus zurück, da eine **Kobra** naht. Die schlängelt sich durchs Gras und zischt mit ihrer langen Zunge. Als sie aber den **Löwen** brüllen hört, verschwindet sie im Gebüsch.

Auch uns wird das Löwengebrüll langsam zu laut, und wir gehen zum See im Zauberwald. Die **Frösche** begrüßen uns mit einem Froschkonzert, springen aber schnell ins Wasser, als der **Storch** naht. Der schreitet stolz über die Wiese. Da er überhaupt keinen Hunger hat, beobachtet er die bunten **Schmetterlinge**, die mit ihren Flügeln flattern und sich ab und zu auf einer **Blume** niederlassen.

Eine besonders schöne **Blume** lacht uns an, und wir atmen eine Weile ihren süßen Duft ein. Auch die **Biene** ist auf diesen Duft aufmerksam geworden. Sie sammelt Nektar und fliegt summend davon.

Entspannung   Wir aber bleiben noch, legen uns ins Gras, atmen tief und lassen den Blütenduft in unseren Körper strömen. Dabei können wir uns entspannen und immer wohler fühlen. Der Gedanke an das Lachen der Blume lässt alle Sorgen verschwinden.

Denke noch einmal über den Spaziergang durch den Zauberwald nach. Was hat dir besonders gefallen?

Ich werde gleich bis zehn zählen. Dabei komme langsam aus dem Zauberwald zurück. Ab fünf kannst du mitzählen und bei zehn wieder aufstehen. Wenn du möchtest kannst du dann die Stellung ausführen, die dir am besten gefallen hat.

Auftanken mit Zauberkraft

Diese Übungen geben Kraft, steigern die Wahrnehmungs- und Konzentrationsfähigkeit und helfen wohltuend bei Ermüdungserscheinungen und Koordinationsstörungen. Sie sind auch als kurze Unterbrechung bei Arbeitsphasen geeignet.

Übungsfolge
Übung 1:

Aktivierung der Hände und Füße
Stehe aufrecht, strecke die Arme nach vorn auf Schulterhöhe aus und bilde mit den Händen Fäuste, so dass die Daumen innen liegen. Die Füße stehen fest am Boden. Spreize die Zehen, während du die Fäuste anspannst. Dann spreize die Finger und rolle gleichzeitig die Zehen ein. Wechsele einige Male und atme dabei tief und gleichmäßig.

Übung 2:
Stehe oder sitze gerade und strecke deine Arme einatmend auf Schulterhöhe nach vorne aus. Ausatmend bewege den linken Arm nach oben und den rechten Arm nach unten. Wenn du wieder einatmest, bringe die Arme wieder auf Schulterhöhe nach vorn und bewege ausatmend den rechten Arm nach oben und den linken nach unten. Wechsele so einige Male im Rhythmus deines Atems.

Übung 3:
Stehe aufrecht in der Grundstellung tadasana und kreuze deine Arme vor dem Körper so, dass der linke Arm oberhalb des rechten liegt. Schaue den linken Handrücken an und verfolge die Bewegung mit deinem Blick, wenn du einatmend die Arme zu den Seiten und weiter über den Kopf bewegst. Hier kreuze die Arme wieder und bewege sie ausatmend über die Seiten nach unten, kreuze sie so, dass jetzt der rechte Arm oberhalb des linken liegt. Der Blick wandert jetzt zum rechten Handrücken und verfolgt die Bewegung ein-

atmend über die Seiten wieder nach oben, die Arme kreuzen sich über dem Kopf und wandern ausatmend über die Seiten wieder nach unten. Fahre einige Male so fort.

Übung 4: Stehe aufrecht in der Grundstellung tadasana und kreuze die Beine, indem du das linke Bein vor das rechte stellst. Hebe einatmend die Arme über die Seiten nach oben und verschränke ausatmend die Hände am Hinterkopf. Dehne die Ellbogen zu den Seiten. Einatmend drehe den Oberkörper nach links und dehne dabei die Ellbogen weiter nach außen. Wenn du ausatmest, drehe dich wieder zurück. Drehe den Oberkörper einatmend nach rechts und ausatmend wieder zurück. Strecke einatmend die Arme nach oben, ohne die Schultern mit anzuheben und lasse sie ausatmend über die Seiten sinken.

Wiederhole die Übung, indem du deine Beine so kreuzt, dass jetzt das rechte Bein vor dem linken steht.

Nackenentspannung

Übung 1: Stehe aufrecht in der Grundstellung tadasana, dehne einatmend den Kopf aus deinem Schultergürtel heraus. Lasse ausatmend den Kopf langsam nach vorn sinken und bewege ihn einatmend langsam nach hinten. Atme und bewege dich auf diese Weise einige Male langsam und bewusst.

Dann richte dich wieder auf, dehne einatmend den Kopf mit dem Scheitelpunkt nach oben, lasse ausatmend die Schultern sinken. Einatmend neige den Kopf nach links, richte ihn ausatmend wieder auf und neige ihn einatmend nach rechts. Wechsle auch diese Bewegung einige Male ab.

Übung 2: Stehe wieder aufrecht und hebe einatmend die Schultern, lasse sie ausatmend sinken, bringe einatmend die Schulterblätter zusammen, indem du die Schultern nach hinten bewegst und lasse sie ausatmend wieder in die Ausgangsstellung kommen. Bewege einatmend die Schultern nach vorn und ausatmend wieder zurück. Dann lasse die Schultern mit fließendem Atem einige Male kreisen.

Übung 3: Stehe wieder aufrecht in der Grundstellung tadasana, grätsche leicht die Beine, hebe einatmend die Arme seitlich auf Schulterhöhe, lasse die Schultern sinken, bewege dich ausatmend aus den Hüftgelenken heraus mit dem Rumpf nach vorn, bis er sich parallel zum Boden befindet. Dehne einatmend den Rücken in die Länge, lasse ausatmend den Oberkörper und die Arme nach vorne sinken, auch der Nacken kann sich dabei gut entspannen. Richte dich einatmend wieder auf, nimm dabei die Arme mit nach oben und lasse sie ausatmend sinken.

Yoga-Memory

Dieses Spiel besteht aus Karten, auf denen die asanas (Yogapositionen) abgebildet sind. Zu jedem asana gehören zwei Karten. Auf einer Karte ist die Stellung in Strichmännchenform abgebildet, auf der dazu gehörenden Karte befindet sich die reale Abbildung dessen, was das asana bedeutet, z. B. ein Vogel als Abbildung zur Vogelstellung in Strichmännchenform.

Das Yoga-Memory bietet eine wirkungsvolle Unterstützung beim Erlernen der asanas (Körperstellungen des Yoga.)
Die Kinder spielen es gern nach den traditionellen Memoryregeln. Voraussetzung hierzu ist aber, dass den Kindern die Positionen bekannt sind.
Kleine Kinder lernen die Stellungen gern durch Geschichten oder Sprechverse. So können sie im Spiel die Namen, sowie die Ausführungen kennen lernen und anschließend auf den Abbildungen wiedererkennen.

Ein beliebtes Spiel Die Kinder hören und spielen eine Geschichte in der verschiedene asanas vorkommen. Anschließend werden die in der Geschichte vorgestellten asanas aus dem Memory herausgenommen, pro asana zwei Karten. Die Karten werden gemischt und verteilt. Nun wird die Geschichte noch einmal erzählt. Wird der Name eines asanas genannt, begeben sich die Kinder, die die entsprechende Karte ha-

107

ben in die Position. Wenn sie gut aufgepasst haben, führen immer zwei Kinder gleichzeitig die gleiche Stellung aus.

Beispiel für eine Geschichte

Auf einem Ast sitzt ein bunter **Vogel** und singt ein Lied. Das hört die kleine **Maus**. Sie schaut aus ihrem Mauseloch. Doch da quakt der **Frosch** so laut, dass er den Gesang des **Vogels** übertönt. Als aber der **Storch** über die Wiese geschritten kommt, verschwinden die **Frösche** im Wasser. Der **Storch** schaut sich die bunten **Schmetterlinge** an. Sie flattern durch die Luft und sammeln Nektar. Eine gelbe **Blume** duftet besonders schön. Doch als die **Sonne** unter geht, faltet auch die **Blume** ihre Blütenblätter ein. Bald steht der **Mond** am Himmel und viele **Sterne** funkeln. Es wird still im Wald.

Auf der Wiese

Die Stellungen Sonne, Vogel, Biene, Blume, Schmetterling, Baum und Blatt sollten bekannt sein. Die Kinder finden sich zu zweit zusammen und sprechen ab, wer zuerst der Marienkäfer ist. Sie hören die Geschichte und gehen immer in die genannten Stellungen.

Geschichte mit Rückenmassage

Du liegst auf einer Wiese. Die **Sonne** scheint, es ist warm. **Vögel** zwitschern, **Bienen** summen.

Um dich herum blühen bunte **Blumen**. Sie duften und locken die **Schmetterlinge** an. Die **Schmetterlinge** trinken den süßen Nektar.

Dann fliegen sie zum **Baum**. Der Wind bewegt die **Blätter** ganz leicht.

Ein **Blatt** fällt auf die Wiese und rollt sich ein.
Da kommt ein kleiner Marienkäfer und krabbelt über das Blatt.

Ein Kind bleibt in der Stellung des eingerollten Blattes (Gesäß an den Fersen, Stirn am Boden, Arme neben dem Körper), das andere Kind ist der Marienkäfer, setzt sich auf und krabbelt mit den Fingern über den Rücken des Partnerkindes, zupft mit Zeigefinger und Daumen leicht die Haut des Rückens und streicht ihn nach allen Seiten aus.

Räuber im Wald

Spiel   Wir sind die bösen Räuber und gehen in den Wald.
Wir stehlen alles, was es gibt, doch plötzlich schrein' wir: Halt!
Denn wir haben Angst vor Löwen (Bären, Hasen etc.).

Drei Kinder spielen die Räuber. Sie überlegen gemeinsam, wovor sie Angst haben, legen sich die Hände auf die Schultern und gehen im Kreis herum. Die anderen Kinder begeben sich dann schnell in die Stellung des genannten Tieres, und jeder Räuber sucht sich ein Kind aus. Die so ausgewählten Kinder sind im nächsten Spiel die Räuber.

Karneval im Zauberwald

Vorbereitung: *Musik bereitlegen.*

Heute ist es ziemlich laut im Zauberwald. Alle eilen zur großen Wiese, um hier Karneval zu feiern.

Vögel kommen durch die Luft geflogen.
   Arme auf Schulterhöhe ausbreiten und in den Zehenstand gehen, Hände vor dem Körper zusammen führen und wieder auf die Fußsohlen stellen.

Die **Bären** tanzen.
   Arme auf Schulterhöhe ausbreiten, Unterarme senkrecht zu den Oberarmen stellen, mit den Händen Fäuste bilden. Aus dieser Stel-

lung den Oberkörper nach links und rechts drehen, seitlich, vor und zurück neigen.

Löwen brüllen lautstark Beifall.

Im Fersensitz Arme nach vorn strecken, Finger spreizen, Augen und Mund weit aufreißen, Zunge herausstrecken und brüllen.

Die **Tiger** strecken sich, um fit für die Feier zu sein.

Im Vierfüßlerstand linken Arm und rechtes Bein parallel zum Boden in Verlängerung des Rumpfes heben und strecken und umgekehrt.

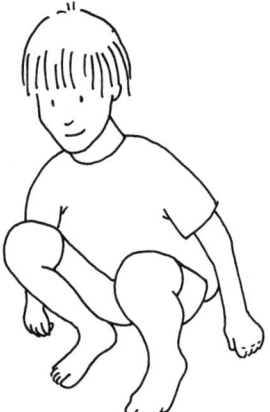

Die schwarzen **Krähen** stolzieren über die Wiese.

In der Hockstellung Arme an den Seiten hängen lassen und mit aufgerichtetem Rücken kleine Schritte machen.

Die **Hähne** rufen laut: „Gleich geht es los!"

Arme im aufrechten Stand auf Schulterhöhe ausbreiten, Hände aus den Handgelenken heraus nach unten klappen, auf die Zehen stellen und wieder auf die Fußsohlen kommen und krähen.

Störche schreiten stolz herbei.

Aufrecht stehen, Arme auf Schulterhöhe ausbreiten und vor den Körper führen. Dabei ein Bein heben, bis der Oberschenkel waagerecht und der Unterschenkel senkrecht zum Boden gerichtet sind. Dann die Arme wieder ausbreiten und gleichzeitig das Bein nach vorn ausstrecken. Das Gleiche mit dem anderen Bein, einige Male abwechseln.

Die **Frösche** singen ihre schönsten Lieder.

In der Hockstellung die Fersen aneinander legen, Knie nach außen führen, Handflächen vor dem Brustbein aneinander legen, dann Arme und Beine strecken und wieder beugen, dazu quaken.

Die **Affen** hüpfen von einem auf das andere Bein.

Abwechselnd die Knie hochziehen und wechselweise mit der rechten Hand auf das linke, und mit der linken Hand auf das rechte Knie schlagen. Dabei den anderen Arm nach oben schwingen.

Bald ist die Wiese übervoll. Alle sind lustig und tanzen.

Freie Bewegungen nach Musik. Bei Musikstopp verharren alle in der momentanen Position.

Spielvariation: *Es wird vorgegeben, in welche Position sich die Kinder bei Musikstopp begeben sollen.*

Spaziergang im Zauberwald

Sprechvers

Wir gehen in den Zauberwald,
da scheint die Sonne auch schon bald.
Ein Vogel fliegt hoch durch die Luft,
wir riechen süßen Blumenduft.
Ein Storch steht an dem Zaubersee,
ein Frosch hüpft durch den grünen Klee.
Die Biene summt und fühlt sich wohl,
ein Hase sitzt im Blumenkohl.
Da kommt ein bunter Schmetterling,
ein kleiner Vogel piept und singt.
Wir steigen hoch auf einen Baum
und wollen in die Weite schauen.
Dann steigen wir vom Baum herunter,
hüpfen fröhlich, frisch und munter,
steigen auf den anderen Baum,
wollen wieder in die Weite schauen.

Bewegungen: **Sonne:** Grätschstellung der Beine, Arme nach oben in die V-Stellung, Schultern dabei senken.

Vogel: Im Stand die Arme seitlich auf Schulterhöhe ausbreiten und auf die Zehenspitzen stellen. Handflächen vor dem Körper aneinander legen, Arme bleiben gestreckt, Fußsohlen an den Boden stellen, einige Male wiederholen.

Blume: Sitzen mit gekreuzten Beinen, Arme auf Schulterhöhe seitlich ausbreiten, Unterarme senkrecht zu den Oberarmen stellen, Handflächen nach oben weisen lassen.

Storch: Im Stand Arme auf Schulterhöhe nach vorn heben, die Handflächen aneinander legen, ein Bein heben, das Knie beugen, bis der Oberschenkel waagerecht zum Boden und der Unterschenkel senkrecht gerichtet ist. Dann die Arme seitlich auf Schulterhöhe ausbreiten und das angewinkelte Bein nach vorn ausstrecken, wieder in die vorherige Stellung gehen, die Arme senken und den Fuß an den Boden stellen. Das Gleiche mit dem anderen Bein wiederholen.

Frosch: Im Stand die Fersen aneinander stellen, Fußspitzen und Knie zu den Seiten richten. Knie einbeugen und in die Hocke gehen, Handflächen vor dem Brustbein aneinander legen, Ellbogen nach außen dehnen. Die Beine strecken, dabei die Arme über den Kopf dehnen, Handflächen bleiben zusammen und anschließend wieder in die Hocke gehen, Hände vor das Brustbein führen.

Biene: Aus dem Stand die Knie beugen, Oberkörper aus den Hüftgelenken heraus vorbeugen, bis der Bauch auf den Oberschenkeln liegt, Arme seitlich auf Schulterhöhe ausbreiten und leicht auf und ab bewegen.

Hase: Im Fersensitz die Hände auf dem Rücken falten, den Oberkörper vorbeugen, bis die Stirn am Boden ist, Arme dabei aufrichten. Den Kopf von der Stirn zum Scheitelpunkt rollen, dabei löst sich der Po von den Fersen.

Schmetterling: Aufrecht sitzen, Fußsohlen aneinander legen und mit den Händen fassen. Füße dicht zum Körper ziehen und die Knie zum Boden dehnen. Einige Male auf und ab bewegen.

Kleiner Vogel: Aufrecht stehen, Arme seitlich auf Schulterhöhe ausbreiten, Ellbogen beugen und die Hände auf die Schultern legen. Mit den Schultern kreisen.

Baum: Im aufrechten Stand das Gewicht des Körpers auf ein Bein verlagern, das andere Bein heben, die Fußsohle an die Innenseite des Standbeins stellen, die Arme seitlich heben, Handflächen über dem Kopf aneinander legen, Schultern senken.

Aus der Stellung kommen, von einem Bein auf das andere hüpfen und die Übung auf dem anderen Bein machen.

Tageszeiten im Zauberwald

Morgens
Diese Übungsreihe dient der Kräftigung des Körpers und der Steigerung von Wahrnehmungs- und Konzentrationsfähigkeit.

Musikbeispiel: *Georg Friedrich Händel, Air aus Wassermusik oder Robert Schumann, Romanze Fis-dur, op. 28 Nr. 2.*

Die **Sonne** geht auf.

Vögel zwitschern, flattern und fliegen.

Der **Tiger** streckt sich.

Die **Schlange** wacht auf, schaut sich um und zischt.

Blumen falten ihre Blütenblätter aus und locken die **Bienen** und die **Schmetterlinge**.

Die **Frösche** strecken sich, hüpfen zum Wasser und schwimmen.

Hasen hoppeln über die Wiese und schnuppern.

Beschreibung
der Übungen:

Ausgangsstellung ist die Blattstellung yoga mudra.

Drücke die Handflächen an den Boden, hebe den Kopf mit gestrecktem Nacken und dehne den Rücken in die Länge. Lege die Hände nacheinander auf die Knie, richte den Oberkörper auf und komme in den Fersensitz. Richte dich weiter auf in den Kniestand, stelle die Füße nacheinander an den Boden und komme im aufgerichteten Stand tadasana an. Grätsche leicht deine Beine und hebe die Arme über die Seiten in die diagonale Weiterführung der gegrätschten Beine. Dehne dich über die Fingerspitzen nach oben, drücke die Fußsohlen fest an den Boden und lasse deine Schultern sinken.

Lasse die Arme über die Seiten wieder sinken und stelle die Füße unter die Hüftgelenke und breite die Arme seitlich auf Schulterhöhe aus. Löse dabei die Fußsohlen vom Boden und gib das Gewicht auf die Zehen. Dann führe die Arme vor dem Körper zusammen, lege die Handflächen aneinander und stelle die Fußsohlen wieder an den Boden zurück. Wiederhole diese **Vogelstellung** vihangasana einige Male. Dann lege die Hände auf die Schultern, (Finger vorn, Daumen hinten) kreise die Schultern vor und zurück und lasse die Arme wieder sinken.

Komme in den Vierfüßlerstand, die Knie sind unter den Hüftgelenken, die Hände unter den Schultern am Boden. Hebe den rechten Arm und das linke Bein gleichzeitig in Verlängerung deines Rumpfes, strecke und dehne dich diagonal in die Länge. Hebe den linken Arm und das rechte Bein gestreckt auf die Höhe des Rumpfes, dehne und strecke dich. Führe diese Vierfüßlerrückgratdehnung einige Male wechselseitig aus. Hebe dann das linke Bein gestreckt auf Rumpfhöhe, dehne dich, beuge das Knie ein, runde deinen gesamten Rücken, bewege den Kopf zur Bauchdecke und versuche Stirn und Knie zusammenzubringen. Dann strecke das linke Bein wieder aus und setze das Knie wieder an den Boden unter das Hüftgelenk. Führe die gleichen Bewegungen mit dem rechten Bein aus und fühle dich wie ein **Tiger**.

Ruhe dich einen Moment in der Blattstellung yoga mudra aus und bewege dich langsam in die Bauchlage, indem du die Arme nach vorn streckst, die Handflächen etwas weiter als schulterbreit an den Boden drückst, die Ellbogen nach außen dehnst und mit der Nasenspitze dicht über den Boden schwebend den Rumpf nach vorn bewegst. Der Po löst sich von den Fersen, die Oberschenkel richten sich in eine Senkrechte auf, der Bauch löst sich von den Oberschenkeln und wird möglichst sanft an den Boden gelegt, dann die Stirn an den Boden legen.

Setze die Hände in Brusthöhe an den Boden, drücke die Leisten zum Boden, lasse die Schultern sinken und dehne sie nach außen. Hebe den Kopf mit gestrecktem Nacken und richte den Rumpf aus der Brustwirbelsäule heraus auf. Gib dabei wenig Gewicht auf die Hände, sondern nutze die Kraft deiner Rückenmuskeln. Bewege den Kopf mit gestrecktem Nacken sanft nach links und rechts, strecke die Zunge heraus und zische wie eine Schlange. Dies ist die Stellung der **Kobra** bhujangasana.

Lege die Stirn an den Boden zurück, drücke die Handflächen an den Boden, schiebe den Oberkörper hoch und komme in den Fersensitz.

Drücke die Handflächen vor dem Brustbein aneinander, dehne die Ellbogen nach außen, strecke die Arme, bis die aneinander gedrückten Hände über dem Kopf sind. Lasse die Schultern sinken, verstärke den Druck der Hände, bevor du sie löst und die Arme zu den Seiten bewegst. Wenn sich die Oberarme auf der Höhe deiner Schultern befinden, stelle die Unterarme senkrecht zu den Oberarmen, klappe die Hände zu den Seiten und öffne die Handflächen nach oben. Du kannst aber auch eine andere **Blütenform** wählen, die du mit deinen Armen und Händen bildest.

Fühle dich wie eine schöne Zauberblume und lege dann die Handflächen über dem Kopf wieder aneinander, führe sie zum Brustbein, lege sie neben die Knie, setze den Po neben den Fersen an den Boden, strecke die Beine nach vorn aus, lege die Fußsohlen aneinander, lasse die Knie zu den Seiten fallen und ziehe die aneinander gelegten Füße dicht zum Körper. Das ist die Stellung des **Schmetterlings** baddha konasana. Bewege die Knie auf und ab.

Bringe die Knie zusammen, stelle die Füße nebeneinander auf den Boden, lasse die Knie zu einer Seite sinken, stütze dich mit den Händen ab und komme in den Fersensitz. Lege die Hände neben den Knien auf den Boden, stelle die Füße auf und komme in die Hockstellung. Dehne die Knie zu den Seiten und drücke die Fersen aneinander. Lege die Handflächen vor dem Brustbein aneinander, strecke die Arme, bis sich die aneinander gelegten Hände über dem Kopf befinden und strecke gleichzeitig die Beine. Lasse die Schultern sinken. Dann beuge die Knie wieder ein und dehne sie zu den Seiten und bringe auch die Hände wieder vor das Brustbein. Das ist die Stellung des **Frosches** mandukasana.

Wenn du dich wie der Frosch bewegt hast, schlüpfe in die Rolle des **Hasen** shashankasana, indem du die Knie an den Boden bringst, die Hände neben die Knie legst, den Po an die Fersen bewegst und die Stirn am Boden aufsetzt. Löse langsam den Po von den Fersen, rolle dabei den Kopf von der Stirn zum Scheitelpunkt, bis die Oberschenkel senkrecht zum Boden gerichtet sind. Führe die Hände zum Rücken, verschränke die Finger ineinander, strecke die Arme und drehe die Handflächen nach oben. Spüre die Dehnung im Rücken und in den Armen.

Mittags

Diese Übungsreihe unterstützt den Ausgleich der Kräfte.

Musikbeispiel: *Wolfgang Amadeus Mozart, Konzert für Flöte, Harfe und Orchester, Andantino oder Joseph Haydn, Flötentrio, G-Dur II Andante.*

Die **Sonne** hat ihren höchsten Punkt erreicht. Sie schickt Wärme und Kraft.

Ein **Kamel** legt sich in den Sand um sich auszuruhen.

Mäuse verstecken sich vor den Katzen.

Die **Katzen** schlürfen ihre Milch und ruhen sich aus.

Die **Bienen** sind fleißig. Sie sammeln Nektar und erfüllen die Luft mit ihrem Summen.

Der **Baum** gibt Schatten.

Beschreibung der Übungen: *Ausgangsstellung ist der aufrechte Stand tadasana.*

Grätsche die Beine leicht und bewege die Arme über die Seiten nach oben in die diagonale Verlängerung der Beine. Stelle dir dabei die Wärme und die Kraft der **Sonne** vor. Dann bringe die Arme über die Seiten zum Rücken und verschränke die Finger ineinander.
Die verschränkten Hände ruhen auf dem Po. Dehne sie langsam nach hinten vom Po weg. Halte dabei die Arme gestreckt und dein Becken aufgerichtet, ziehe die Bauchdecke etwas ein und bringe die Brustwirbelsäule in eine Rückbeuge, ohne dass der untere Rücken in ein Hohlkreuz geht. Spüre die Wärme und die Kraft der Sonne in deinem Herzraum.

Richte dich wieder auf, bringe nacheinander die Knie an den Boden, ziehe die Bauchdecke leicht ein und richte dein Becken noch einmal kraftvoll auf, bevor du dich langsam in eine Rückbeuge bewegst, indem du jetzt im Kniestand die Arme nach hinten führst, die Finger auf dem Po ineinander verschränkst und nach hinten dehnst. Wenn du dich auf diese Weise weit zurückbeugen kannst, fasse mit den Händen deine Fersen und dehne dein Brustbein nach oben. Das ist die **Kamelstellung** ustrasana.

Erreichen deine Hände die Fersen nicht, lege sie auf den unteren Rücken, drücke den unteren Rücken in die Handflächen, strebe mit den Ellbogen nach hinten und mit dem Brustbein nach oben.
Richte dich wieder auf und bringe den Po zu den Fersen.

Aus dem Fersensitz bewegst du dich dann in die Stellung des **liegenden Kamels**, indem du die Hände neben den Füßen an den Boden legst, die Finger weisen nach vorn. Dabei neigt sich der Rumpf nach hinten. Löse den Po von den Fersen und bewege so den Rumpf in eine schiefe Ebene. Ziehe dabei die Bauchdecke etwas nach innen und hebe die Leisten. Senke den Po wieder zu den Fersen, strecke die Arme nach vorne aus, dabei neigt sich auch der Oberkörper nach vorn. Lege die Stirn an den Boden, drücke die Handflächen ebenfalls an den Boden und hebe den Kopf mit gestrecktem Nacken in die Verlängerung des Rumpfes. Dehne die Ellbogen nach außen und neige dich vor, indem du den Po hebst und die Nasenspitze dicht über dem Boden schwebend zwischen deinen Händen bewegst. Die Oberschenkel stellen sich dabei senkrecht. Strecke dann auch die Arme und komme über den Vierfüßlerstand wieder mit dem Po zu den Fersen.

Richte den Oberkörper auf, lege die Hände auf die Knie. Aus diesem Fersensitz kommst du in die Hockstellung, wenn du die Hände vor den Knien am Boden aufsetzt, die Zehen aufstellst, die Knie vom Boden löst, das Gewicht auf die Zehen gibst und den Rumpf aufrichtest. Lege die Hände auf die Knie und drücke dich hoch in den aufrechten Stand tadasana.
Breite die Arme seitlich auf Schulterhöhe aus, beuge die Knie ein und den Oberkörper aus den Hüftgelenken heraus vor, bis der

Bauch auf den Oberschenkeln liegt. Dehne die Finger zu den Seiten und bewege sie leicht. Fühle dich wie eine **Biene**, die Nektar sucht. Du kannst dazu auch summen.

Richte dich wieder auf, senke die Arme und stehe wieder aufrecht in der Grundstellung tadasana.

Verlagere das Gewicht deines Körpers auf den linken Fuß, suche dir einen Punkt am Boden, wo du den Blick halten kannst. Das hilft dir im Gleichgewicht zu bleiben, wenn du langsam den rechten Fuß vom Boden löst, das rechte Knie nach außen drehst und die rechte Fußsohle an der Innenseite des linken Beines aufsetzt. Fällt es dir schwer so im Gleichgewicht zu bleiben, setze die Fußsohle so weit unten an das linke Bein, dass die große Zehe noch leicht den Boden berührt. Drücke die Fußsohle gegen das Bein und übe mit dem Standbein einen Gegendruck aus. Das gibt dir Stabilität in dieser Haltung. Führe die Arme über die Seiten nach oben, bis sich die Handflächen berühren, lasse die Schultern sinken und spüre dich im Gleichgewicht. Mache dann die gleiche Übung auf dem rechten Bein. Das ist die **Baumstellung** vrksasana.

Abends
Diese Übungsreihe hat eine beruhigende Wirkung.

Musikbeispiel: *Wolfgang Amadeus Mozart, Eine kleine Nachtmusik, II Romanze oder Joseph Gabriel Rheinberger, Abendlied.*

Der **Baum** genießt die letzten Sonnenstrahlen, sie hüllen ihn in ein rotes Licht.

Der **Adler** segelt durch die Luft, über Felder und Wiesen.

Die **Seerosen** schließen ihre Blüten.

Der **Storch** schreitet noch einmal über die Wiese und fliegt dann in sein Nest.

Die **Sonne** geht unter.

Beschreibung der Übungen: Aus der Grundstellung tadasana stellst du dich in die **Baumstellung** vrksasana, wie am Ende der Übungsfolge „Mittags im Zauberwald".

Anschließend stehst du wieder aufrecht in der Grundstellung tadasana, breitest deine Arme seitlich auf Schulterhöhe aus und drehst deinen Rumpf nach rechts und links, wobei die Hüften immer eine Gegendrehung ausführen. Das heißt: Wenn du den Rumpf nach rechts drehst, bewege die linke Hüfte nach links. So bleibt das Becken nach vorn gerichtet. Bewege die rechte Hüfte nach rechts, wenn du den Rumpf nach links drehst. Achte darauf, dass die Arme auf Schulterhöhe und in Verlängerung der Schultern bleiben. Das ist die **Adlerstellung** garudasana.

Wenn du dich einige Male so bewegt hast, stehe wieder gerade, senke die Arme, komme über die Hockstellung mit den Händen und Knien zum Boden, lege die Fußrücken an den Boden und den Po an die Fersen. Richte den Rumpf auf, so sitzt du im Fersensitz.
Hebe deine Arme seitlich über den Kopf und lege hier die Handflächen aneinander. Drücke die Handflächen aneinander, beuge die Ellbogen ein und bewege die Hände vor das Brustbein, ohne den Druck zu verringern. Beuge den Oberkörper aus den Hüftgelenken heraus weit nach vorn, lege die Hände und die Stirn an den Boden. Nun haben die **Seerosen** ihre Blütenblätter eingerollt.

Richte dich langsam wieder auf in den Fersensitz, dann gehe über die Hockstellung in den aufrechten Stand tadasana.
Breite die Arme auf Schulterhöhe aus, hebe dabei das rechte Bein gestreckt nach vorn, nach Möglichkeit in die Waagerechte. Winkle das rechte Knie an und lege gleichzeitig die Handflächen vor dem Körper aneinander. Die Arme sind gestreckt und auf der

Höhe der Schultern. Breite die Arme wieder seitlich aus und strecke gleichzeitig das rechte Bein nach vorn. Senke die Arme und stelle den rechten Fuß wieder an den Boden. Übe das Gleiche mit dem anderen Bein und wechsele die Beine einige Male ab. Fühle dich dabei wie ein **Storch**, der abends über die Wiese schreitet.

Lege dann die Handflächen vor dem Brustbein aneinander, gehe so in die Hockstellung, lege die Hände und die Knie an den Boden, den Po auf die Fersen, die Stirn an den Boden, die Arme links und rechts neben den Körper. Ruhe dich in dieser Stellung einen Moment aus. Die **Sonne** ist untergegangen.

Jahreszeiten im Zauberwald

Frühling
Ein Sprechvers mit Bewegungen.

Vorbereitung: *Musik bereitlegen, z. B. Joseph Haydn, Serenade Op. 3 Nr. 5.*

Die **Sonne** weckt den Zauberwald
aus seinem Wintertraum.
Sie schickt die warmen Sonnenstrahlen
zu jedem **Zauberbaum**.
Die **Blätter** rollen sich jetzt aus
und flüstern in den Wind:
„Ach wiege uns, ach wiege uns,
weil wir die Frühlingsboten sind."
Schmetterlinge in der Luft
riechen süßen Blumenduft.
Die **Blumen** wachsen hoch hinauf,
schauen nach den **Hasen** aus.
Einer sitzt im grünen Kohl
und fühlt sich hier besonders wohl.
Elfen tanzen nach Zaubermusik
und alle anderen tanzen mit.

Beschreibung der Bewegungen: **Sonne:** Ausgangsstellung ist tadasana. Grätsche deine Beine, führe die Arme über die Seiten hoch in die diagonale Verlängerung der Beine. Senke die Arme wieder und stelle die Füße nebeneinander, so dass du wieder in tadasana stehst.

Zauberbaum: Verlagere das Gewicht auf den linken Fuß, suche für deine Augen einen Fixpunkt am Boden, hebe den rechten Fuß vom Boden und stelle die Fußsohle an die Innenseite des linken Beines. Wenn du dein Gleichgewicht gut halten kannst, stelle die Fußsohle hoch an das linke Bein. Fühlst du dich noch wackelig, kann die rechte große Zehe den Boden berühren. Drücke die Fußsohle an die Innenseite des linken Beines und gleichzeitig das linke Bein an die Fußsohle.

Hebe deine Arme über die Seiten hoch, bis sich die Handflächen über dem Kopf berühren, senke die Schultern und fühle dich wie ein Frühlingsbaum, aufrecht, kraftvoll, stabil und beweglich. Mache die Übung auch auf dem anderen Bein.

Blätter: Komme in die Ausgangsstellung yoga mudra (Gesäß an den Fersen, Stirn am Boden, Arme neben den Unterschenkeln am Boden). Fühle dich wie ein eingerolltes Blatt, das die Frühlingssonne spürt und sich langsam entfaltet. Lege die Hände neben die Knie an den Boden, richte dich auf in den Fersensitz und weiter in den Kniestand. Stelle den linken Fuß an den Boden, so dass der Unterschenkel senkrecht, der Oberschenkel waagerecht zum Körper gerichtet ist, richte dich auf in die Grundstellung tadasana, indem du den rechten Fuß neben den linken stellst. Hebe die Arme über die Seiten hoch und neige dich leicht nach links und rechts, als wenn der Wind dich hin und her bewegt.

Schmetterlinge: Setze dich mit aufgerichtetem Rücken auf den Boden und lege die Fußsohlen aneinander, die Knie sinken zu den Seiten. Lege die rechte Handfläche um die Außenseiten der Füße und umfasse mit der rechten Hand die Zehen. Halte den Rücken gerade und bewege die Knie auf und ab. Lasse sie flattern wie Schmetterlingsflügel.

Blumen: Komme in die Stellung der Blume, indem du die Beine kreuzt, die Hände vor dem Brustbein aneinander legst und die Ellbogen zu den Seiten dehnst. Strecke die Arme nach oben, lasse dabei die Handflächen fest zusammen, senke die Schultern, wenn sie sich mit nach oben bewegt haben. Öffne dann die Hände und Arme und forme mit ihnen eine schöne Blüte. Stelle dir einen sanften Frühlingswind vor und bewege dich aus den Hüftgelenken heraus etwas nach links und rechts. Senke die Arme, löse die gekreuzten Beine und setze dich in den Fersensitz.

Hasen: Aus dem Fersensitz bewege deinen Oberkörper nach vorn, bis die Stirn den Boden berührt. Der Po bleibt an den Fersen, die Handflächen berühren neben den Knien den Boden. Löse den Po von den Fersen und rolle dabei den Kopf von der Stirn zum Scheitelpunkt. Bringe die Arme zum Rücken und verschränke die Finger ineinander. Hebe die Arme gestreckt hoch und dehne sie nach oben, drehe dabei die Handflächen nach oben. Stell dir vor, die Arme und Hände sind die aufmerksamen Hasenohren, die eine Elfenmusik hören. Senke die Arme, lege die Hände neben den Knien an den Boden, führe den Po wieder zu den Fersen, richte dich über den Fersensitz und den Kniestand wieder auf in den aufrechten Stand und bewege dich wie eine **Elfe** nach der Musik.

Frühlingswiese
Eine Traumreise im Frühling.

Vorbereitung: *Klangschale, Papier und Malstifte (auch Glitzerstifte in Gold) bereitlegen.*

Die Kinder suchen sich eine bequeme Stellung und schließen die Augen.

Stell dir vor, du gehst über eine grüne Wiese. Die Sonne scheint warm, Vögel zwitschern und ein leichter Wind streichelt deine Stirn.

Auf der Wiese blühen bunte Blumen. Sie leuchten in allen Regenbogenfarben.

Du schaust dir die Blumen an und riechst ihren Duft.

Während du so auf die Blumenwiese schaust, fällt dir eine besonders schöne Blume auf. Ihre Blüte scheint eine Zauberkraft zu haben.

Aus ihrer Mitte strahlt dir ein goldenes Licht entgegen.

Du schaust in das goldene Licht und lässt es auf dich wirken.

Erst nach einer ganzen Weile bemerkst du die anderen Farben dieser Blume, die Farben der Blütenblätter, die sich von der goldenen Mitte nach außen entfalten.

Schau dir die Blüte noch eine Weile an. Welche Farben siehst du? Welche Form haben die Blütenblätter? Wie groß ist die Blüte? Wie riecht sie?

Wenn du den ersten Ton der Klangschale hörst, verabschiede dich von der Blume. Ist der zweite Ton der Klangschale verklungen, öffne langsam die Augen, rekle dich und sei wieder ganz hier. Erzähle wie deine Blume aussah und male sie dann.

Sommer
Ein Sprechvers mit Bewegungen.

Vorbereitung: *Musik bereitlegen, z. B. Wolfgang Amadeus Mozart, Andantino aus Divertimento KV 251.*

Sommerfest im Zauberwald,
jeder kommt, ob jung, ob alt.
Der **Löwe** brüllt so laut er kann
und lockt sogar den **Tiger** an.
Der streckt sich aus
und geht nach Haus.

Der **Bär** tappt plump herum
und fällt beim Tanzen um.
Die **Frösche** am See
quaken oh je.

Der **Storch** kommt gegangen,
will Frösche sich fangen.
Doch plötzlich da schallt
Musik in den Wald.

Und auf der Zauberwiese,
da tanzt der **Zauberriese**
im Riesenzauberschritt
und alle tanzen mit.

Beschreibung
der Bewegungen:
Löwe: Ausgangsstellung ist der Fersensitz. Strecke die Arme vor, die Handflächen befinden sich etwa zehn Zentimeter über den Knien, spreize die Finger, reiße die Augen weit auf, öffne auch den Mund weit und strecke die Zunge heraus. Brülle laut wie ein Löwe. Dann setze die Handflächen an den Boden und löse den Po von den Fersen, bis du im Vierfüßlerstand bist. Die Hände sind unter den Schultern am Boden und die Knie unter den Hüftgelenken.

Tiger: Ausgangsstellung ist der Vierfüßlerstand. Strecke gleichzeitig den rechten Arm und das linke Bein in der Verlängerung des Rumpfes aus, setze das linke Knie und die rechte Hand wieder auf den Boden und hebe das rechte Bein und den linken Arm gestreckt und spüre die diagonale Dehnung. Einige Male wiederholen und dann in den Vierfüßlerstand zurückkehren.

Bär: Ausgangsstellung ist der Vierfüßlerstand. Stelle die Zehen an den Boden, drücke die Handflächen zum Boden und schiebe den Körper hoch, bis die Fußsohlen fest am Boden sind. Nun bewege dich tapsig wie ein Bär einige Schritte nach vorn. Lasse dabei die Arme und die Beine gestreckt. Zuerst löse die rechte Hand und den linken Fuß einige Zentimeter vom Boden und setze sie etwas vor dem vorherigen Auflagepunkt wieder an den Boden. Mache dann das Gleiche mit der linken Hand und dem rechten Fuß.Wenn du auf diese Weise einige Schritte gelaufen bist, beuge die Knie ein, bringe sie unter den Hüftgelenken zum Boden und lasse dich über den Vierfüßlerstand in den Fersensitz kommen, indem du den Po zu den Fersen führst. Beuge den Oberkörper vor, bis die Stirn am Boden ist. Nun lege deine Arme entspannt neben deine Unterschenkel an den Boden und ruhe dich einen Moment in der Blattstellung (yoga mudra) aus. Dann setze die Hände neben den Knien an den Boden, hebe den Oberkörper und sitze aufrecht im Fersensitz.

Frosch: Aus dem Fersensitz kommst du in die Hockstellung, indem du die Fingerkuppen neben den Knien an den Boden drückst, den Po etwas von den Fersen löst, dabei den Oberkörper nach vorn bewegst, die Zehen aufstellst, den Po wieder zu den Fersen zurückführst und dich weiter hoch drückst in die Hockstellung. Drücke die Fersen aneinander, dehne die Knie zu den Seiten nach außen und lege deine Handflächen aneinander und vor das Brustbein. Die Ellbogen werden nach außen gedrückt und die Schultern sinken. Strecke die Beine, stelle die Füße fest an den Boden und strecke dabei gleichzeitig die Arme über den Kopf. Die Handflächen bleiben zusammen. Beuge die Knie wieder ein, dehne sie zu den Seiten und bringe den Po zu den Fersen. Gleichzeitig beuge auch die Ellbogen ein und lege die aneinander gelegten Hände wieder vor das Brustbein. Wiederhole die Übung einige Male und fühle dich wie ein Frosch. Du kannst dabei auch quaken und zum Schluss hüpfen.

Storch: Aus der Grundstellung tadasana strecke deine Arme auf Schulterhöhe nach vorn und lege die Handflächen aneinander. Beuge das rechte Knie, strecke das rechte Bein nach vorn, dehne die Fußsohle nach vorn und breite gleichzeitig die Arme zu den Seiten auf Schulterhöhe aus. Führe die Arme wieder nach vorn, lege die Handflächen aneinander und beuge gleichzeitig auch das Knie wieder ein, bis der Oberschenkel parallel und der Unterschenkel senkrecht zum Boden gerichtet ist. Die Fußspitze weist nach unten, der Fußrücken ist gestreckt. Stelle den rechten Fuß wieder zum Boden, senke die Arme und mache die Übung mit dem linken Bein. Wechsle die Beine einige Male und stehe dann wieder aufrecht in der Grundstellung tadasana.

Riese: Hebe deine Arme über die Seiten nach oben und dehne deinen Körper in die Länge. Achte darauf, dass die Schultern nicht mit hochgezogen werden. Drücke die Füße fest an den Boden und bewege dich so einige Male im Kreis. Arme und Beine bleiben ausgestreckt. Fühle dich wie ein tanzender Riese. Dann senke die Arme wieder und bewege dich nach der Musik, wie es dir gefällt.

Regenbogentraum

Traumreise im Sommer

Stell dir vor, du gehst im Zauberwald spazieren. Es ist warm, ein warmer Regen fällt vom Himmel. Obwohl es regnet, schickt auch die Sonne ihre Strahlen zu dir herunter. So macht es dir Spaß durch den Regen zu laufen.

Plötzlich entdeckst du einen Regenbogen über dir am Himmel. Du läufst zur Wiese, um ihn besser sehen zu können. Er sieht aus wie eine riesengroße Brücke aus leuchtenden Farbstreifen, die von der Erde zum Himmel und wieder zurück führt.

Du legst dich auf die Wiese und suchst dir eine Farbe aus, die dir besonders gut gefällt. Rot, orange, gelb, grün, hellblau, dunkelblau oder lila. Hast du deine Lieblingsfarbe gefunden, wünsche diese Farbe zu dir herunter. Atme sie ein, spüre sie auf deiner Haut, rieche und höre sie. Beobachte, wie du dich fühlst, wenn du ganz umgeben, eingehüllt und erfüllt von deiner Lieblingsfarbe bist.

Nach drei Minuten zähle ich bis zehn. Ab fünf kannst du mitzählen und dabei wieder ganz wach werden.

Die Kinder können anschließend ihre Farbtraumerlebnisse austauschen und einen Regenbogen malen.

Herbst

Ein Sprechvers mit Bewegungen.

Vorbereitung: *Musik bereitlegen, z. B. C. W. Gluck, Reigen seeliger Geister.*

Die Früchte in dem Zauberwald
sind reif und müssen alle bald
geerntet und gegessen sein.
Der Bauer fährt die **Ernte** ein.
Manche **Vögel** fliegen fort
zu einem schönen warmen Ort.
Der **Wind** weht frisch und munter,
die **Blätter fallen** runter.
Die **Bäume** stehn bald kahl und stumm
im Zi – Za – Zauberwald herum.
Sie schauen den bunten Blättern zu,
die tanzen jetzt, komm tanz auch du.

Beschreibung   **Ernte:** Ausgangsstellung ist tadasana. Hebe die Arme über die Sei-
der Bewegungen: ten hoch über den Kopf und dehne dich in die Länge. Deine Füße
stehen fest am Boden, die Schultern sinken und dehnen sich nach
hinten und außen. Dehne die linke Seite deines Körpers in die Länge, indem du die linke Ferse vom Boden löst und die Finger der
linken Hand weit nach oben streckst. Greife mit der linken Hand
in den Raum über dir und stelle dir dabei vor, ein leckeres Obst
vom Baum zu pflücken. Stelle den linken Fuß wieder fest an den
Boden, löse die rechte Ferse und strecke die Finger der rechten
Hand nach oben. Deine rechte Seite wird lang und gedehnt. Stell
dir wieder eine leckere Frucht vor, die du vom Baum pflückst.

Senke die Arme und stehe wieder in der Grundstellung tadasana. Breite die Arme auf Schulterhöhe aus und bewege sie vor dem
Körper, bis sich die Fingerspitzen berühren. Beuge die Ellbogen ein
und führe so die Handflächen zum Körper. Lege sie unter die
Schlüsselbeine.

Vogel: Breite die Arme auf Schulterhöhe seitlich aus und stelle dich auf die Zehenspitzen. Führe die Arme gestreckt vor den Körper, bis sich die Handflächen berühren und stelle gleichzeitig die Fußsohlen an den Boden zurück. Wiederhole diese Bewegung einige Male und stell dir dabei vor, als Vogel hoch in die Luft zu fliegen.

Wind: Stehe aufrecht in tadasana, hebe die Arme seitlich, dehne sie nach oben, lasse dabei die Schultern sinken und neige deinen Rumpf einige Male nach links und rechts, als wenn der Wind dich hin und her bewegt.

Blätter fallen: Senke die Arme langsam und bewege dabei deine Finger, beuge die Knie und bringe die Hände zum Boden. Lege auch die Knie und die Fußrücken an den Boden, setze den Po auf die Fersen, die Stirn an den Boden und lege die Arme rechts und links neben die Unterschenkel. Die Handrücken sind am Boden.

Um dich wieder aufzurichten, setze deine Handflächen neben den Knien an den Boden, hebe den Kopf, den Rumpf, stütze die Fingerkuppen am Boden ab, stelle die Zehen auf und drücke dich in die Hockstellung. Nimm die Arme etwas nach hinten und schwinge sie nach vorn und hoch über den Kopf. Gleichzeitig drücke die Füße zum Boden und richte dich auf in den Stand. Lasse die Arme sinken.

Baum: Ausgangsstellung ist tadasana. Verlagere das Gewicht auf den linken Fuß, such dir einen Fixpunkt am Boden und stelle die rechte Fußsohle an die Innenseite des linken Beines, drücke sie an das Bein und übe mit dem linken Bein einen Gegendruck aus. Setze die rechte Fußspitze auf den Boden, wenn du das Gleichgewicht noch nicht halten kannst. Hebe die Arme seitlich und lege über dem Kopf die Handflächen aneinander. Lasse die Schultern sinken und fühle dich im Gleichgewicht, aufrecht und stark. Mache dann die Stellung auf dem rechten Bein und bewege dich anschließend nach der Musik wie ein Blatt im Wind.

Begegnung mit der kleinen Maus

Traumreise
im Herbst

Stell dir vor, du sitzt auf einer Wiese und beobachtest eine kleine Maus. Sie bereitet sich auf den Winter vor.

Du siehst, wie sie im Mauseloch verschwindet und nach kurzer Zeit wieder auftaucht, hin und her huscht und mit einer Nuss wieder ins Mauseloch schlüpft. Dann schafft sie Körner, Beeren, Kerne und noch alles Mögliche herbei und schleppt es in ihr Winterquartier.

Du wirst neugierig, wie es wohl innen im Mauseloch aussieht und stellst dir vor, immer kleiner zu werden, so klein, dass du der Maus folgen kannst, wenn sie das nächste Mal ihre Beute zu den anderen Vorräten bringt.

Vorsichtig folgst du ihr ins Loch und gelangst durch dunkle Gänge unter der Erde bis in ihre Mausewohnung.

Als die Maus dich bemerkt, lädt sie dich freundlich ein, es dir bei ihr gemütlich zu machen. Du kuschelst dich in trockene Moosflechten, die sie sich in eine Ecke ihrer Höhle gelegt hat und schaust dich um.

Die kleine Maus zeigt dir ihre Vorräte und erzählt: „Da, wo du jetzt liegst, ruhe ich mich an den Wintertagen aus, wenn es draußen kalt ist und ich kein Futter finde. Aber du siehst ja, ich habe gut vorgesorgt und kann sogar Freunde einladen und ihnen etwas abgeben. Wir erzählen uns dann gegenseitig unsere Abenteuer, die wir im Sommer erlebt haben, von gefährlichen Katzen und großen Vögeln, die uns gern gefressen hätten. Diese Feder habe ich mir mit ins Mauseloch genommen, als ich gerade noch vor einem Bussard verschwinden konnte. Er verlor sie, als er mich greifen wollte, ich aber schnell noch in einer Mauerritze Zuflucht fand. Nach einer langen Weile, die ich starr vor Schreck regungslos in der Mauerritze verbrachte, traute ich mich vorsichtig wieder heraus, nahm die Feder und brachte sie schnell zu mir nach Hause, hierher in mein Mauseloch. Wenn ich in der langen Winterzeit mal ängstlich bin, dann hole ich die Feder und sie gibt mir wieder Mut. Diesen kleinen gelben Stein habe ich mir mitgenommen, weil er mich an die warmen Sonnenstrahlen erinnert. Er wärmt mich, wenn mir kalt ist."

Du hörst der kleinen Maus interessiert zu. Dann überlegst du, was du gerne mitnehmen würdest, wenn du den Winter in einer Höhle verbringen müsstest.

Lass dir eine Weile Zeit, darüber nachzudenken.

Wenn ich beginne langsam bis zehn zu zählen, verabschiede dich von der Maus und dem Platz in den Moosflechten, komme zurück, wachse und sei bei zehn wieder ganz wach.

Winter
Ein Sprechvers mit Bewegungen.

Vorbereitung: *Musik bereitlegen, z. B. Enya, Sheperd Moons.*

Schnee fällt in den Zauberwald,
dem **Zaubervogel** wird ganz kalt.
Er fliegt herum
und schaut sich um.
Setzt sich auf einen Zaun
und schaut zum großen **Baum.**
Da sitzen dicht an dicht
zwei **Vögel, die wärmen sich.**
Sie winken ihn herbei,
nun wärmen sich alle drei.

Schneeflocken tanzen und wirbeln im Wind
und als die Vögel aufgewärmt sind,
beschließen sie zu dritt,
jetzt tanzen wir auch mit.

Beschreibung   **Schnee:** Ausgangsstellung ist tadasana. Hebe die Arme und lasse sie
der Bewegungen: langsam wieder sinken. Bewege dabei die Finger, als fallen sie wie leichte Schneeflocken zum Boden.

Zaubervogel: Breite die Arme seitlich auf Schulterhöhe aus und stelle dich auf die Zehenspitzen, führe sie dann vor den Körper und lege die

Handflächen aneinander. Stelle gleichzeitig die Fußsohlen wieder fest auf den Boden. Breite die Arme noch einmal aus und stelle dich auf die Zehen, lege dann die rechte Hand auf die linke, und die linke Hand auf die rechte Schulter, wenn du gleichzeitig die Füße wieder an den Boden stellst. Breite die Arme noch einmal auf Schulterhöhe aus und bewege sie in einer Flügelbewegung auf und ab, wobei du auch wieder auf die Zehenspitzen gehst, wenn du die Arme hebst, und auf die Fußsohlen kommst, wenn du sie senkst. Lege die Handinnenkanten an die Stirn und drehe den Kopf nach links und rechts. Dann kreuze die Arme, beuge die Knie ein, als wenn du dich setzen willst und stell dir vor, auf einem Zaun zu sitzen.

Baum: Verlagere das Gewicht auf den linken Fuß und suche dir einen Fixpunkt am Boden. Hebe den rechten Fuß vom Boden, beuge das Knie nach außen und lege die Fußsohle an die Innenseite des linken Fußes, so hoch es geht. Wenn du dich unsicher fühlst, kann die rechte große Zehe den Boden berühren und die Fußsohle gegen den linken Knöchel drücken. Übe mit dem linken Bein einen Gegendruck aus, das hilft dir, das Gleichgewicht zu halten und dich stabiler zu fühlen. Führe die Arme über die Seiten hoch, bis sich die Handflächen über dem Kopf berühren. Lasse die Schultern sinken und dehne sie nach hinten und außen.Übe dann die Stellung des Baumes auch auf dem rechten Standbein und stehe anschließend aufrecht in der Grundstellung tadasana.

Vögel wärmen sich: Breite die Arme seitlich auf Schulterhöhe aus, beuge die Knie ein, bringe den Po zu den Fersen. In der Hockstellung angekommen, lege die rechte Hand auf die linke, und die linke Hand auf die rechte Schulter. Richte dich wieder auf in den Stand und strecke die Arme nach vorn, beuge die Ellbogen ein, lege jetzt die rechte Hand auf die rechte und die linke Hand auf die linke Schulter. Strecke die Arme noch einmal nach vorn aus, beuge die Knie ein und komme in die Hockstellung. Gleichzeitig lege die rechte Hand auf die linke, und die linke Hand auf die rechte Schulter.

Schneeflocken tanzen: Richte dich wieder auf in den Stand, breite die Arme auf Schulterhöhe seitlich aus und drehe dich im Kreis.
Dann bewege dich nach der Musik, wie es dir gefällt.

Wolkentraum im Schnee
Traumreise im Winter.

Vorbereitung: *Klangschale, Papier und Buntstifte bereitlegen.*

Es schneit. Schneeflocken wirbeln durch die Luft. Der Boden ist mit Schnee bedeckt. Bäume, Blumen, Wiesen, alles ist weiß und sieht wie verzaubert aus.

Du schaust den Schneeflocken zu, wie sie lautlos vom Himmel fallen.

Dann schaust du zum Himmel auf und siehst die dicken Schneewolken mit ihrem unerschöpflichen Schatz an Schneeflocken.

Eine der Wolken kommt zu dir herunter und umhüllt dich.

Sie hebt dich hoch, immer höher. Eingehüllt in die weiche Wolke fühlst du dich geborgen und getragen.

Du schaust dir die weiße Winterwelt von oben an, siehst alles ganz klein, die Bäume, die Blumen, die Tiere, den ganzen Zauberwald.

Du überfliegst alles, was du jetzt gern von oben sehen möchtest.

Dir begegnen Vögel und du winkst ihnen zu.

Dann triffst du den Mond, er lacht dich an.

Lass dich noch eine Weile von der Wolke durch die Luft tragen.

Nach drei Minuten ertönt die Klangschale. Dann bringt dich die Wolke wieder zurück.

Wenn der Ton verklungen ist, rekle und strecke dich und werde wieder ganz wach. Erzähle deine Erlebnisse oder male ein Bild von deiner Wolkenreise.

6 Der Zauberwald – Vorbereitungen eines Theaterstücks

Eine Geschichte mit gezielten Bewegungen aus dem Yoga und freien Bewegungen nach Musik.

Vorbereitung eines Theaterstücks
Wir gehen auf einer goldenen Straße entlang. Am Ende der Straße sehen wir ein goldenes Tor. Es öffnet sich und wir sind im Zauberwald. Vor uns erhebt sich ein **Berg**.

Wir steigen auf den Berg und ruhen uns oben unter einem großen **Baum** aus. Vor uns sehen wir einen klaren Bergsee.

Ein bunter **Fisch** tummelt sich im Wasser.

Ein kleiner **Frosch** hüpft am Ufer hin und her und quakt vor Vergnügen.

In der Krone des **Baumes** sitzt ein **Vogel** und singt uns ein Lied vor.

Ein **Adler** segelt durch die Luft. Plötzlich ertönt das laute Brüllen des **Löwen**.

Der kleine **Hase** erwacht aus seinem Mittagsschlaf und versteckt sich im Gebüsch.

Doch da ruht sich der **Hund** gerade aus. Er knurrt den **Hasen** an, da hoppelt der lieber weiter.

Er trifft den **Frosch**, der gerade zum Sprung ansetzt und dann auf dem großen Blatt der **Lotosblume** landet. Er ist auf der Flucht vor dem **Storch**.

Die **Affen** haben alles beobachtet und tanzen von einem auf das andere Bein.

Wir sitzen immer noch unter dem großen **Baum** und schauen den bunten **Schmetterlingen** zu, wie sie mit ihren Flügeln flattern.

Wer hat Lust, die Geschichte weiterzuerzählen?
Welche Wesen könnten uns noch im Zauberwald begegnen?

Sprechvers mit Bewegungen

Vorbereitung: *Musik bereitlegen, z. B. Rolf Lovland, Songs from a Secret Garden.*

Im Zi – Za – Zauberwald,	*Zeigefinger abwechselnd nach vorn und oben strecken.*
da ist es heute kalt.	*Arme nach vorn strecken und kreuzweise auf die Schultern legen.*
Doch wartet nur,	*Rechten Arm nach vorn strecken.*
doch wartet nur,	*Linken Arm ausstrecken.*
die Sonne kommt	*Arme über die Seiten in eine V-Stellung bringen.*
schon bald.	*Beine grätschen.*
Sie schickt die Zi – Za – Zauberstrahlen	*Zeigefinger nacheinander nach vorn strecken.*
hin zu jedem Baum.	*In die Baumstellung gehen.*
Die Bäume stehen jetzt nicht mehr still, schaut her, man glaubt es kaum.	

Die Kinder bewegen sich nach der Musik.

Die Zi – Za – Zauberstrahlen	*Wieder die Zeigefinger nach vorn und oben strecken.*
scheinen auf den See,	*Wellenbewegungen mit den Fingern.*
wecken Zi – Za –	*Zeigefinger nacheinander nach vorn strecken.*
Zauberfische	*Zeigefinger nach oben strecken.*
und die Wasserfee.	*Arme seitlich ausbreiten.*

Die Kinder bewegen sich nach der Musik.

Die Sonne scheint jetzt	*Beine in Grätschstellung führen, Arme über die Seiten in diagonale*
hell und warm	*Verlängerung der Beine bringen.*
in den Zauberwald.	
Da kommen viele Tiere,	
denn es ist nicht mehr kalt.	
Die Zaubervögel:	*Vogelstellungen vihangasana und garudasana.*
Der Schmetterling:	*baddha konasana.*
Ein Löwe brüllt:	*simhasana.*
Eine Schlange:	*Kobra bhujangasana.*
Ein Tiger streckt sich:	*Vierfüßlerrückgratdehnung.*
Ein kleiner Hase:	*Kaninchenstellung shashankasana.*
Ein Fisch im Wasser:	*matsyasana*
Eine Schildkröte:	*kurmasana.*
Ein Kamel:	*ustrasana.*
Eine kleine Maus:	*yoga mudra.*

Alle sind gut gelaunt und als eine Zaubermelodie ertönt, tanzen sie gemeinsam auf der Zauberwiese im Zi – Za – Zauberwald.

Die Kinder tanzen frei nach der Musik.

Im Zi – Za – Zauberwald

Theaterstück
1. Version:

Bunte Stäbe mit Kreppapierblüten sowie blaue, grüne, gelbe und orangefarbene Tücher bereitlegen.

Musik für die Zauberin: Rolf Lovland, Pastorale, Songs from a Secret Garden.
Musik für die Sonne: Grieg, Peer Gynt, Suite Nr. 1 op 46, Morgenstimmung.
Musik für die Bäume: Deuter, Starway, Nirwana Road.
Musik für Wasserfeen und Fische: Enya, Aldebaran, The Celts.
Musik für die Blumen: Rolf Lovland, Serenade to Spring, Songs from a Secret Garden.
Musik für den Schmetterling: Rolf Lovland, Papillon, Songs from a Secret Garden.
Musik für den Zaubervogel: Rolf Lovland, Adagio, Songs from a Secret Garden.
Musik für den Zauberadler: Deuter, Solitary Bird, Celebration.

Zauberin: Ich heiße Raja und bin eine Zauberin. Ich wohne im Zauberwald. Kommt, ich zeige euch meine Zauberwelt.

Alle: Im Zi – Za – Zauberwald, da ist es heute kalt. Doch wartet nur, doch wartet nur, die Sonne kommt schon bald.

Bewegungen wie im vorangegangenen Sprechvers.

Sonne: Ausgangsstellung ist yoga mudra. Der Po ist auf den Fersen, die Stirn am Boden, die Arme neben dem Körper. Langsam aufrichten in den Fersensitz, die Arme nach oben strecken, den Po von den Fersen lösen und in den Kniestand kommen und weiter aufrichten zum Stehen. Beine leicht grätschen und die Arme in die diagonale Verlängerung führen. In den Händen sind gelbe oder orangefarbene Tücher, diese leicht bewegen.

Alle: Sie schickt die Zi – Za – Zauberstrahlen hin zu jedem Baum. Die Bäume stehen jetzt nicht mehr still, schaut her, man glaubt es kaum.

Bewegungen wie im vorangegangenen Sprechvers.

Bäume: Aus der Baumstellung vrksasana die Arme seitlich ausbreiten, das angehobene Bein an den Boden stellen und frei nach Musik bewegen. Dazu grüne Tücher schwingen.

Alle: Die Zi – Za – Zauberstrahlen scheinen auf den See, wecken Zi – Za – Zauberfische und die Wasserfee.

Die Wasserfee erhebt sich, tanzt frei nach der Musik und schwingt dabei blaue Tücher.

Fisch: Aus der Rückenlage in die Fischstellung matsyasana gehen. Dazu die Hände unter die Oberschenkel legen, Ellbogen, Unterarme und Handrücken zum Boden drücken und den Oberkörper hoch drücken. Kopf am Boden aufsetzen, die Hände vor dem Brustbein aneinander legen, dann langsam die Stellung lösen, aufstehen und mit der Wasserfee tanzen.

Zauberin: Die Sonne scheint jetzt hell und warm in den Zauberwald.

Die Sonne schwingt gelbe Tücher über die Blumen, die mit gekreuzten Beinen und nach vorn geneigtem Oberkörper am Boden sitzen.

Zauberin: Da blühen schöne Blumen, denn es ist nicht mehr kalt.

Blumen: Oberkörper langsam aufrichten, Hände vor dem Brustbein aneinander legen und die Arme hoch strecken, bis die aneinander gedrückten Hände über dem Kopf sind. Handflächen voneinander lösen und mit Armen und Händen eine Blüte formen.

Alle: Der Schmi – Schma – Schmetterling flattert hin und her, riecht den süßen Blumenduft, versinkt im Blütenmeer.

Schmetterlinge: Zuerst einige Male in der Schmetterlingsstellung baddha konasana die Knie auf und ab bewegen, dann aufrichten, mit ausgebreiteten Armen nach der Musik bewegen und zu den Blumen herabneigen.

Alle: Der Zi – Za – Zaubervogel breitet die Flügel aus, und fliegt ganz hoch, und fliegt ganz hoch, hoch in die Luft hinauf.

Einige Male in der Vogelstellung vihangasana bewegen.

Alle: Der Zi – Za – Zauberadler schwebt hoch durch die Luft und wenn ihr jetzt ganz leise seid, dann hört ihr, was er ruft.

Einige Male in der Stellung des Adlers garudasana bewegen und dann gemeinsam mit dem Zaubervogel nach der Musik tanzen, dabei mit den Armen Flügelbewegungen ausführen.

Zauberin: Der Zauberadler sagt, dass auf der Zauberwiese ein Fest gefeiert wird. Lasst uns dorthin gehen. Schaut, wie lustig die Affen sind.

Affen: Von einem Bein auf das andere hüpfen, dabei die Knie vorne hochziehen und die rechte Hand auf das linke Knie schlagen, wenn es angehoben ist, und die linke Hand auf das rechte Knie schlagen, wenn dieses angehoben ist. Die anderen Kinder klatschen dazu in die Hände.

Zauberin: Auch die Eichhörnchen springen vor Freude herum.

Eichhörnchen: Ein Kind duckt sich an den Boden, das andere macht einen Bocksprung darüber, duckt sich zum Boden und das übersprungene Kind macht jetzt den Bocksprung usw.

Zauberin: Da brüllt im Zi – Za – Zauberwald der Löwe und zwar ziemlich laut.

Laut brüllen in der Löwenstellung simhasana. Aus dem Fersensitz die Arme vorstrecken, Finger spreizen, Augen und Mund weit aufreißen und die Zunge herausstrecken.

Zauberin: Die Kobra streckt sich, zischt und lacht. Sie hat dem Löwen Angst gemacht.

Kobra: In der Bauchlage die Stirn an den Boden setzen, die Hände in Brusthöhe dicht am Körper aufsetzen und den Oberkörper mit der Kraft der Rückenmuskeln aufrichten. Dabei wenig Gewicht auf die Hände geben, die Leisten und das Schambein an den Boden drücken, den Nacken lang lassen, Zunge herausstrecken und zischen.

Zauberin: Im Zi – Za – Zauberkohl, fühlt sich der kleine Hase wohl.

Hasen: Im Fersensitz die Hände auf dem Rücken verschränken, den Oberkörper mit geradem Rücken nach vorn bewegen, bis die Stirn den Boden berührt. Die Arme bewegen sich dabei nach oben, den Kopf von der Stirn zum Scheitelpunkt rollen, dabei löst sich der Po von den Fersen. Die Arme nach oben dehnen und die Handflächen nach oben aufdrehen.

Zauberin: Die Schildkröte kommt mit ihrem Haus, streckt manchmal auch den Kopf heraus.

Schildkröten: Aus dem Langsitz die Beine anwinkeln, Füße fest an den Boden stellen, Rücken aufrichten und den Oberkörper aus den Hüftgelenken heraus vorbeugen, Arme von innen unter die Oberschenkel nach hinten schieben und den Kopf zum Boden sinken lassen.

Zauberin: Das Kamel kommt heute mit dem Clown, und das ist lustig anzuschauen.

Kamel: Aus dem Kniestand den Oberkörper nach hinten beugen, mit den Händen die Fersen fassen.

Clown: Zuerst auf dem Kamel reiten, dann durch die Öffnung kriechen, die das Kamel in der Stellung bildet, anschließend Purzelbäume schlagen.

Zauberin: Und jetzt tanzt der ganze Zauberwald.

Jedes Kind nimmt sich zwei Stäbe, die mit einer bunten Kreppapierblüte geschmückt sind und alle tanzen nach der Musik.

Der Zauberwald

*Theaterstück
2. Version:*

Die Bewegungen sind die gleichen wie im vorangegangenen Sprechvers beschrieben.

Alle: Im Zi – Za – Zauberwald, da ist es heute kalt. Doch wartet nur, doch wartet nur, die Sonne kommt schon bald.

Sonne geht auf.

Alle: Sie schickt die Zi – Za – Zauberstrahlen hin zum Zaubersee, weckt die Zi- Za – Zauberfische und die Wasserfee.

Fische und Wasserfeen tanzen.

Fische: Wir sind die Zauberfische und leben hier im Zaubersee. Wenn die Wasserfeen uns ihre Zauberkraft geben, können wir das Wasser auch mal verlassen. Kommt, wir zeigen euch den Zauberwald.

Die Sonne schickt die Zauberstrahlen hin zu jedem Baum. Die Bäume stehn jetzt nicht mehr still, schaut her, man glaubt es kaum.

Bäume stehen in der Baumstellung, tanzen und stehen am Schluss in der Baumstellung auf dem anderen Bein.

Fische: Die Sonne scheint jetzt hell und warm in den Zauberwald. Da blühen schöne Blumen, denn es ist nicht mehr kalt.

Blumen blühen auf.

Fische: Die Schmi – Schma – Schmetterlinge flattern durch die Luft. Da riechen sie, da riechen sie den süßen Blumenduft.

Schmetterlinge flattern im Sitz, stehen auf und tanzen um die Blumen.

Fische: Die Zi – Za – Zaubervögel breiten die Flügel aus. Dann fliegen sie, dann fliegen sie, hoch in die Luft hinauf.

Vögel bewegen sich in der Vogelstellung, tanzen dann um die Blumen, schwingen dabei die Arme auf und ab und gehen zu den Seiten.

Fische: Die E – I – Eichhörnchen springen hin und her und freuen sich, und freuen sich, und freuen sich so sehr.

Eichhörnchen hüpfen hin und her, dann begeben sich zwei in die Stellung des eingerollten Blattes an den Boden, das dritte überspringt die zwei und geht selbst in die Stellung des eingerollten Blattes. Jetzt springt das hintere Eichhörnchen usw.

Fische: Der Wi – Wa – Waschbär, wäscht sich immerzu, bläst die Blasen in die Luft und dreht sich noch dazu.

Waschbär wäscht sich, bläst Seifenblasen und dreht sich.

Fische: Das Ki – Ka – Kamel, das darf hier auch nicht fehlen.

Kamel geht in die Kamelstellung.

Fische: Der Cli – Cla – Clown ist lustig anzuschaun.

Clown kriecht unter dem Kamel durch und schlägt einen Purzelbaum.

Fische: Die Tiere aus dem Zauberwald laden euch jetzt ein, denn auf der Zi – Za – Zauberwiese soll eine Feier sein.

Alle tanzen